i

Eficiencia Reproductiva de la Hembra Bovina en el Trópico

Luis Orlando Alba Gómez, PhD
Profesor Titular y Profesor Consultante
Disciplina: Reproducción y Genética

Aviso

Este es un libro complementario que está destinado a aconsejar y a orientar a aquellas personas que atienden los problemas reproductivos de las hembras bovinas. No hay dos enfermos iguales. Por ello, no podemos ser responsables de las acciones o de los tratamientos que se administren a los animales en las fincas sin nuestra supervisión.

Eficiencia Reproductiva de la Hembra Bovina en el Trópico

Copyright 2024 por Luis Orlando Alba Gomez
Disenador de cubierta: Igor Alba Espinosa
Revisor de estilo: Igor Alba Espinosa

Todos los derechos reservados
Ninguna parte de esta publicación puede reproducirse o transmitirse de ninguna forma ni por ningún medio, electrónico o mecánico, sin el permiso por escrito del editor.

Impreso en los Estados Unidos de América
Editado por: Amazon Kindle Direct Publishing

Dedicatoria

A mis hijos y a todos aquellos que colaboraron de una u otra manera en la culminación de esta obra

Agradecimientos

Merecen mi particular reconocimiento los muchos estudiantes ya graduados a los que orienté científicamente en actividades científico-estudiantiles serias, como Trabajos de Curso, Trabajos de Diploma o en actividades de postgrado como Tesis de Especialización y de Doctorado. La lista de graduados sería demasiado larga para reproducirla aquí, pero muchos de sus nombres aparecen en las referencias al final de cada capítulo.

Prólogo

Esta obra atiende al propósito de proporcionar a los estudiantes de Medicina Veterinaria, de Zootecnia, técnicos, ganaderos y profesionales del ramo, una fuente útil de información en la que puedan encontrar reflejados los problemas más comunes que se enfrentan a diario en el campo de trabajo reproductivo de la hembra bovina.

En su confección traté de que los contenidos tuvieran que ver con los problemas reproductivos más acuciantes de la ganadería tropical actual y por eso no es un libro muy abarcador ni extenso. Sus principales virtudes son los resultados investigativos novedosos que se le incluyen y discuten y los enfoques agroecológicos y zootécnicos que se proponen para dar solución a los problemas reproductivos, junto con el método de trabajo epizootiológico que se requiere, para mejorar la eficiencia reproductiva de los rebaños en el trópico.

Mi intención es la de aleccionar al mayor número posible de profesionales y practicantes en este campo de la Biología y el de ofrecer con este libro un medio auxiliar de adiestramiento para individuos de base, conocimientos y aspiraciones diversas.

Índice

Prólogo		1
Cap. 1	El trabajo ginecológico y su problemática	3
Cap. 2	Regulación de las funciones reproductivas	22
Cap. 3	Evaluación del desempeño reproductivo	57
Cap. 4	Anatomía genital comparada	74
Cap. 5	Disfunciones del ciclo estral	112
Cap. 6	Procesos inflamatorios del tacto genital	135
Cap. 7	El aborto y sus causas	164
Cap. 8	Anomalías congénitas	177
Bibliografía		187
Glosario		197
Reseña biográfica		199

Capítulo 1

El trabajo ginecológico y su problemática

Contenido:
Importancia del método de trabajo a utilizar. Diferencias entre el método epizootiológico y el clínico. Estrategia para realizar el estudio reproductivo integral de un rebaño. Exploración clínica del aparato reproductor.

Introducción

A pesar de la importancia que la reproducción bovina tiene, son pocos los Veterinarios y zootecnistas que atienden esa área con efectividad en las granjas o empresas pecuarias. Tal vez la principal razón sea que no son especialistas, aunque hay otras que tienen que ver con las preferencias personales, aptitudes y con las inadecuadas condiciones para realizar el trabajo ginecológico en las vaquerías. Todo ello trae como consecuencias que, los campos de acción de la reproducción y de la zootecnia, que están dentro de las funciones de esta profesión, se cumplan solo parcialmente. En este capítulo se discuten las formas posibles de solucionar este problema.

Importancia del método de trabajo a utilizar

Existe una distinción entre animal afectivo y animal productivo. Al primero se le pueden prestar todos los servicios veterinarios que solicite su dueño, sin importar los costos. En el animal afectivo está justificado utilizar el método clínico, propio para animales individuales.

En cambio, en los animales productivos deben primar las consideraciones económicas y utilitarias; entonces el método de actuación más apropiado es el epizootiológico.

Para la mejor comprensión de este asunto veamos el significado del término Epizootiología y el concepto de método epizootiológico.

Epizootiología, en su acepción más estrecha significa el estudio científico de las epizootias, esto es, abarca los problemas que están relacionados con los agentes etiológicos biológicos productores de un proceso infeccioso, desde los virus hasta los protozoarios y helmintos.

Utilizada con un sentido más amplio, la *Epizootiología* trata los fenómenos de salubridad y morbilidad animal relacionados con todas las enfermedades masivas, es decir, estudia también los problemas que se relacionan con los agentes y factores etiológicos que producen las enfermedades no transmisibles, por ejemplo, zoohigiénicas, reproductivas, de tecnología, de manejo (enfermedades de producción) y las enfermedades transmisibles por herencia. Además, las provocadas por las toxinas, traumatismos y las deficiencias alimentarias.

La *Epizootiología* trata no solo los procesos epizoóticos de enfermedades masivas sino también los procesos de la salud colectiva de rebaños y poblaciones animales.

En este sentido quiero resaltar el concepto epizootiológico de salud y de enfermedad animal que, en nuestra ganadería vacuna, ni se comprende ni se obra en consecuencia, cuando de la desnutrición animal se trata.

Salud Animal

Comprende un sistema biológico de un proceso dinámico y multifactorial en el cual los animales están libres de las desviaciones morfológicas o fisiológicas no deseables, así como de los agentes etiológicos que amenazan la salud de otros animales o del hombre, de tal manera que, este proceso posibilita la utilización de los animales y sus productos por lo mínimo al nivel correspondiente (estandarizado) a la especie, raza y categoría determinada en las condiciones de vida dadas.

Enfermedad Animal

Comprende el sistema biológico de un proceso dinámico y multifactorial, en el cual los animales no están libres de las desviaciones morfológicas o fisiológicas no deseables o de los agentes etiológicos que amenazan la salud de otros animales o del hombre, de manera que este proceso disminuye o imposibilita la utilización de estos animales o de sus productos, por lo mínimo, al nivel correspondiente (estandarizado) a la especie, raza y categoría, determinadas en las condiciones de vida dadas.

El estado nutricional de la población animal es uno de los factores más importantes para la salud colectiva y las enfermedades masivas de los animales, ante todo para la resistencia contra las enfermedades.

Muchos rebaños sufren de mal nutrición cuantitativa y cualitativa durante el período de sequía. Sin embargo, a ese estado de desnutrición, a veces avanzada, no se le suele reconocer como una enfermedad nutricional. Entonces sucede que rebaños completos enfermos de desnutrición, se ordeñan y se manejan como si fueran animales saludables.

Diferencias entre el método epizootiológico y el clínico

El *método epizootiológico* tiene como objetos de estudio las poblaciones y rebaños de animales, agentes y factores ecológicos, fuentes y vías de transmisión y también el medio ambiente. El estado de salud lo valora teniendo en cuenta animales sanos, sospechosos y afectados. El lugar de investigación son las unidades de cría y de producción animal. El tiempo empleado es de mediano y largo plazo, de forma continuada y sistemática. Estudia el proceso epizoótico y de salud colectiva.

El *diagnóstico epizootiológico* está basado en la afectación del rebaño o de la población animal por agentes etiológicos o ambientales. Propone y establece medidas preventivas y recuperativas activas, completas, amplias, programadas, sistemáticas y operativas. Se traza como metas: crear, proteger y recuperar la salud del rebaño o población animal, incluyendo la producción de alimentos en cantidad y en calidad.

El *método clínico* tiene como objetos de estudio los animales individuales. El estado de salud lo valora a partir de animales clínicamente enfermos. El lugar para investigarlos es el local donde vive el animal. El tiempo empleado es de corto plazo, momentáneo, ocasional. Establece medidas preventivas y curativas solo a los individuos enfermos que, por su carácter son pasivas, ocasionales y parciales. Se traza como meta curar al animal enfermo, por lo que la efectividad social, sanitaria, económica y productiva es muy limitada. No interviene en la producción de alimentos ni en los problemas ecológicos.

De acuerdo con lo señalado, para diagnosticar y resolver favorablemente los problemas reproductivos, que en la ganadería vacuna son multifactoriales, es necesario utilizar el método epizootiológico y considerar al rebaño como el objeto. El método clínico se utilizará solamente como complementario para ayudar a precisar el diagnóstico en el rebaño.

Estrategia para el estudio reproductivo integral de un rebaño

Como ya se conoce, la eficiencia reproductiva de un individuo depende de la homeostasis de su medio interno. Ese equilibrio puede romperse por la acción nociva de algunos factores. Por ello, la mejor estrategia a seguir es estudiarlos por acciones, ordenadamente.

La primera acción consiste en estudiar personalmente, el microclima en que viven los animales. Para ello se debe inspeccionar el área de pastizales, tipo, calidad, grado de infestación de plantas indeseables etc. Verificar la presencia o no de áreas forrajeras y bancos de proteínas para el aseguramiento nutricional. Existencia de áreas de sombra natural o artificial para evitar el estrés de calor.

Presencia o no de árboles en los potreros y en las cercas. Cantidad y situación de los abrevaderos. Anotar los hallazgos en una libreta para establecer un plan de mejoramiento.

La **segunda acción** es la inspección externa de las vacas y novillas gestantes y vacías, para enjuiciar su estado de nutrición. Para ello se prestará especial atención a las agujas salientes de las vértebras dorsales, costillares, prominencias de las apófisis lumbares, tuberosidades ilíaca e isquiática, así como el maslo de la cola.

En las hembras con buen estado de nutrición las diferentes regiones corporales aparecen bien delimitadas; no obstante, se aprecian aun gruesos panículos adiposos. En las de regular *estado* o flacas, las superficies corporales están aplanadas, resaltando los contornos musculares; no hay panículo adiposo, pero tampoco destaca intensamente ninguna parte del esqueleto; la piel se conserva elástica.

En las hembras con *mal estado de nutrición* las partes óseas ya citadas son muy manifiestas y la piel se halla intensamente adherida al esqueleto.

Estos estados de subnutrición primaria generalmente van acompañados de síntomas de anemia como por Ej. la palidez de las mucosas visibles, edema de la piel submaxilar y de cambios físicos de la sangre, que se torna de coloración roja clara y poco viscosa (fluida).

Una forma sencilla de detectar la anemia clínicamente es mediante la inspección de los vasos episclerales. Para la exploración se tuerce la cabeza del animal hacia un lado, con lo cual el globo ocular gira y los deja al descubierto.

Hay que considerar la *plenitud, límites y coloración*, así como la posible pulsación de estos vasitos. En los bóvidos aparecen moderadamente llenos y bien manifiestos, o sea, destacados de las partes inmediatas. Los vasos episclerales vacíos, que delimitan con poca claridad sus contornos, son síntomas de anemia manifiesta.

La tercera acción es realizar un estudio del estado reproductivo del rebaño y, además, obtener los índices reproductivos individuales y colectivos, tal y como se explica en el Cap. 3. Después que se hayan analizado los datos y llegado a un diagnóstico presuntivo, se hará una selección, al azar, del 10-15% de las vacas afectas, para ser exploradas ginecológicamente si el rebaño es de 100-120 vacas, si es de 50, seleccionar 10 y si es de 25, siete u ocho.

La cuarta acción es realizar el diagnóstico ginecológico de las hembras seleccionadas, para llegar al diagnóstico definitivo. Se deberá llevar un registro individual de los hallazgos clínicos observados.

La **quinta acción** es proponer y establecer medidas preventivas y recuperativas activas, programadas, sistemáticas y operativas a corto, mediano y largo plazo, con el propósito de hacer los ajustes necesarios y proteger y recuperar la salud del rebaño incluyendo la producción de alimentos en cantidad y en calidad.

Como iniciarse en el trabajo ginecológico de un rebaño

De las cinco acciones básicas ya mencionadas, la cuarta acción, que es la del estudio ginecológico a un porcentaje del rebaño, es importante, pero no imprescindible, puesto que se hace para confirmar un diagnóstico presuntivo del estado reproductivo del rebaño.

Si se acepta la realidad de que más del 95 % de los trastornos reproductivos que afectan la ganadería tropical son medioambientales y zootécnicos, se pudiera mejorar sustancialmente la eficiencia reproductiva del rebaño, si se utiliza el método epizootiológico ya propuesto y se realizan los ajustes que se requieran, en tiempo y forma.

Como estrategia adicional, el Médico Veterinario-zootecnista, no especialista en Ginecología, puede auxiliarse de un técnico inseminador o un técnico medio de veterinaria con experiencia en la exploración rectal, para que realice los diagnósticos de gestación y verifique la presencia o no de los CL en los ovarios en los casos de anestro funcional, o adquirir y utilizar un ecógrafo portátil. (Véase Cap. 4).

Exploración clínica del aparato reproductor

Palpación transrectal

La palpación de los genitales internos a través de la pared rectal continúa siendo una de las herramientas más valiosas que se emplean en los programas de manejo reproductivo en el ganado bovino, ya que proporciona toda la información necesaria, además de ser muy rápida, práctica y económica.

La vestimenta que se requiere es un overol o mono, botas altas de hule y opcionalmente un mandil o delantal de hule.

El equipamiento mínimo consiste en guantes obstétricos de nailon, desechables, que cubre la mano y el brazo del profesional a fin de protegerlo del contacto directo con la materia fecal de la hembra; un espéculo de valvas para novillas y otro para vacas, una linterna o fuente de luz para la vaginoscopia, una jeringa de Janet u otra plástica de 100 cm^3, catéteres semirrígidos plásticos o de caucho, antisépticos y jabón.

Además, una tablilla con papel para registrar los hallazgos clínicos observados.

Procedimientos de fijación para la exploración

Algunas vacas lecheras, sobre todo, las de razas europeas son dóciles y con poca tendencia al pateo. A ellas se les puede hacer el examen transrectal sin llevarlas al cepo. Sin embargo, las hembras mestizas y las cebúes con poco contacto con el hombre son irritables y patean cuando se intenta explorarlas. Por esa razón deben ser introducidas en un cepo para fijarlas y poder trabajar con seguridad. Esto es importante para garantizar la protección física del operador. Además, cuando se trabaja con temor se puede perder la efectividad en el diagnóstico.

Técnica de la exploración transrectal y su efectividad

La forma de realizar la exploración transrectal se enseña en las clases prácticas de Ginecología del pregrado y los aspectos teóricos aparecen descritos en los libros de texto de Reproducción Animal. Sin embargo, las clases prácticas recibidas en el pregrado no son suficientes, para que los alumnos adquieran las habilidades necesarias. Por esta razón, el profesional que desee especializarse en Ginecología vacuna, deberá hacerlo por sus propios medios. Advierto que todos los autores de libros de texto de Ginecología Veterinaria que conozco tienden a simplificar las explicaciones de las posibilidades diagnósticas de la palpación rectal. Otros las exageran.

En esta parte trataré de poner en su justo valor la efectividad diagnóstica de la exploración transrectal, de acuerdo con mi experiencia personal.

La mano enguantada debe mojarse con agua para que actúe como lubricante. Para vencer la resistencia del esfínter anal, se debe introducir primero un dedo, después dos, tres y por último cerrar la mano en forma de cono y penetrar con fuerza, moviendo la mano.

Si se estimula el reflejo de la defecación debe suspenderse el movimiento de la mano durante la onda peristáltica. Si la materia fecal estorba para el examen, debe retirarse para que solo quede la pared rectal entre la mano y el aparato reproductor. Esto debe hacerse sin sacar la mano del recto pues de lo contrario penetra el aire y se suspende el peristaltismo. Esto provoca que se distienda la ampolla rectal como si fuera una tabla, lo que imposibilita la palpación.

Para hacer la palpación rectal correctamente se debe seguir una misma rutina exploratoria. Primero se inspecciona la cavidad pelviana para localizar y fijar el cuello del útero con la mano. Esta maniobra es imprescindible puesto que su fijación permite la palpación del resto del aparato genital. Si el órgano no se encuentra en ese sitio, la mano deberá desplazarse más profundamente hacia la cavidad abdominal, algo por delante del borde anterior del pubis.

El segundo paso es fijar el útero fuertemente por el ligamento intercornual y retraerlo hacia la cavidad pelviana para poder examinar el útero con más facilidad. Si el útero pesa mucho y no es retráctil, hay probabilidad de que la hembra está preñada de 4 o más meses.

Efectuada la retracción, se examina el cérvix en cuanto a tamaño, forma y consistencia. A continuación, se palpan los cuernos en cuanto a tamaño, grosor de la pared, contenido y especialmente la tonicidad, que es el signo que mejor predice, el estado hormonal ovárico en tiempo real.

Los cuernos uterinos relajados y flácidos se corresponden con ovarios inactivos o en fase diestral.

Los cuernos que al ser palpados se endurecen ligeramente, se corresponden con ovarios que tienen algún grado de actividad estrogénica.

El tamaño, el grosor de la pared uterina y el contenido son elementos importantes para el diagnóstico ginecológico; pero su interpretación táctil tiene un alto grado de dificultad porque el útero cambia según la fase del ciclo sexual en que se encuentre la hembra. La palpación uterina permite el diagnóstico efectivo de la gestación en estadios bastante precoces, sirve para comprobar el proceso involutivo posparto, reconocer los cambios estructurales durante el ciclo estral y detectar algunas anormalidades anatómicas. Sin embargo, no permite precisar el diagnóstico de la endometritis crónica.

La palpación de las trompas de Falopio es casi impracticable debido a la extrema delgadez del oviducto y a la suavidad de la ampolla tubárica y del infundíbulo que los hace casi irreconocibles a través de la pared rectal.

Esa extraordinaria delgadez de los oviductos y la hermeticidad del cierre de la unión útero-tubárica, constituyen una barrera infranqueable al paso de toxinas, gases, líquidos y gérmenes procedentes del contenido uterino. Tal vez por ello, los trastornos inflamatorios de las trompas de Falopio sean tan poco frecuentes en la hembra vacuna.

El último paso es el examen de los ovarios. Para revisarlos no es necesario hacer retracción, basta con localizar el ligamento ancho y ubicar la gónada tomándola en la palma y girando la mano de tal forma que quede encima de la palma y el ligamento ovárico, entre los dedos anular y medio, dejando libres el pulgar y el índice, que se pasan por la superficie ovárica para determinar su tamaño, su forma y su consistencia. Para el que se inicia, la localización y fijación de los ovarios, principalmente el izquierdo, es extremadamente difícil.

Hay que hacer una distinción entre localizar y fijar los órganos genitales internos y saber reconocer e interpretar lo que se palpa. Para aprender lo primero, se requiere realizar la palpación rectal a muchos animales de manera frecuente y sistemática, hasta que se domine la técnica.

Para interpretar, mediante el tacto lo que se palpa, se precisa de amplios conocimientos teóricos de anatomía y fisiopatología de la reproducción y, además, ejercitarse mediante la técnica de la memoria táctil.

La palabra táctil significa: que posee cualidades perceptibles por el tacto, o que sugieren tal percepción. La memoria táctil consiste en identificar y representar mentalmente las cualidades de un órgano que se palpa. Se adquiere haciendo disecciones de órganos genitales de novillas y vacas en diferentes fases del ciclo estral. Ej. Tomar un ovario, observarlo detenidamente para ver su forma, si tiene folículos o CL, o sea, estudiar su estructura macroscópica. Después medirlo con un pie de rey para conocer su tamaño en centímetros. Por último, tomar el ovario entre los dedos y sin mirarlo, palparlo suavemente con las yemas de los dedos, repetidamente para reconocer su consistencia y para hacer memoria de lo que midió, vio y palpó.

La presencia de folículos terciarios pequeños puede deducirse (no palparse), por la consistencia elástica o ligeramente fluctuante de los ovarios. Una gónada totalmente inactiva tiene una consistencia duro-elástica, o más compacta. Los folículos terciarios de más de siete mm se palpan como ligeras bolsitas que hacen relieve en la superficie del ovario.

Los folículos preovulatorios alcanzan un diámetro de 1,5 a 2 cm y se palpan como prominencias suaves y fluctuantes en su superficie.

El folículo maduro o de De Graaf no se puede palpar porque se forma pocas horas antes de la ovulación.

El CL se puede palpar con seguridad cuando está bien desarrollado, a partir de los 10 a 12 días del ciclo. Se reconoce por el cambio de forma de la gónada, por un ligero abultamiento que sobresale de la superficie del ovario y por la diferente consistencia del entorno ovárico con respecto al CL. A veces, un CL de 2,5-3,0 cm de diámetro, está muy incluido dentro del ovario y no hace prominencia.

El reconocimiento del CL por palpación es muy importante para el diagnóstico de la gestación y del anestro funcional, puesto que su presencia significa que ocurrió la ovulación y el animal está en la fase progesterónica.

Una vaca con repetición de servicios puede contener, en sus ovarios, varios CL en distintas fases involutivas. Durante la involución, la prominencia se hace cada vez más pequeña, hasta casi desaparecer. Un CL en la fase de *corpus rubrum* es impalpable. El *corpus albicans* mucho menos.

Los tumores del ovario en el ganado vacuno se presentan con muy baja frecuencia y se reconocen clínicamente por el incremento significativo de su volumen y por la dureza de su consistencia.

Un teratoma (tumor compuesto de varios tipos de tejidos), se palpa como una masa compacta de superficie irregular, que abarca toda la gónada. Puede alcanzar el tamaño de un huevo de gallina, o de una pata Los tumores de las células granulosas pueden alcanzar el tamaño de un melón redondo grande y unos 15 kg de masa (Fig. 1-1). Debido a su gran tamaño, este tumor ovárico es impalpable y su descubrimiento casi siempre es *postmortem*.

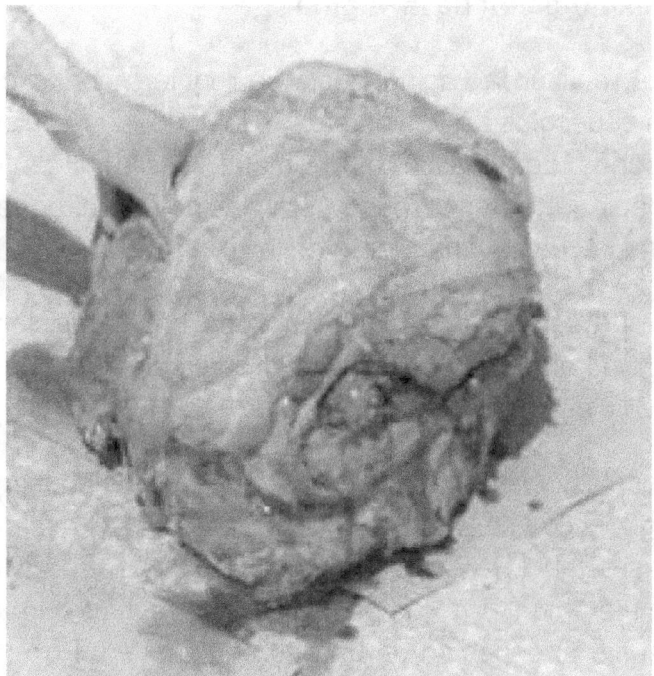

Fig.1-1 Tumor de células granulosas

Es indudable el valor que tiene la descripción teórica de cómo se diagnostican, mediante el tacto, los procesos y trastornos ginecológicos de las hembras bovinas.

No obstante, esos conocimientos los asimila mucho mejor el clínico después de haber aprendido a palpar y a ejercitarse en la técnica de la memoria táctil, que es su mejor maestro.

La exploración de la vagina

Para realizar la vaginoscopia se requiere contar con dos espéculos de valvas bien niquelados, dos baldes o cubos de plástico o de metal, de 10 litros de capacidad, un antiséptico para desinfectar el agua y los espéculos y una fuente de luz.

En el lugar de la exploración debe haber suficiente agua potable para poder limpiar convenientemente la vulva y el ano.

Puesto que la vaginoscopia es un complemento diagnóstico, se deberá realizar primero el examen transrectal. De esa manera se puede vaciar completamente la ampolla rectal y evitar que se ensucie el espéculo durante la exploración. Por otra parte, la entrada de aire en la vagina puede provocar tenesmo expulsivo y dificultar la exploración rectal.

Antes de proceder, se preparan ambos cubos con agua desinfectada y se colocan los espéculos en cada uno de ellos. De esa manera, mientras uno se utiliza el otro se desinfecta. El espéculo utilizado se limpia de los restos de moco y heces, con abundante agua potable y se coloca dentro del cubo con desinfectante.

Realizada la limpieza externa de la hembra, se toma el espéculo por su mango fijo y se coloca con su pico paralelo a la entrada de la vulva. La resistencia del anillo himenal se vence empujando el instrumento hacia adentro con fuerza moderada.

Es importante que el cuerpo del espéculo penetre profundamente, para poder realizar la rotación y apertura de las valvas, sin que se produzcan lesiones traumáticas en la vagina.

Indicaciones de la vaginoscopia

Por los requerimientos antes mencionados, el examen vaginal no se emplea rutinariamente en la exploración ginecológica; pero es un buen complemento de la palpación transrectal en algunos casos y situaciones específicas. Ejemplo que se muestra en el diagnóstico confirmativo de las cervicovaginitis y endometritis crónicas, que aparece en el Cap. 6.

Capítulo 2

Regulación de las funciones reproductivas

Contenido:
Hormonas hipotalámicas y de la neurohipófisis. Hormonas ováricas. Mecanismo de regulación hormonal del ciclo sexual. Formas terapéuticas para utilizar. Agrupación de celos con dispositivos intravaginales. Análogos de las PGF2α. Inducción del parto con PGF2α. Diagnóstico precoz de la no gestación. Inmuno-neutralización hormonal.

Introducción

Para que el veterinario que practica la ginecología en el ganado vacuno pueda alcanzar resultados satisfactorios, debe dominar los aspectos fisiológicos básicos de la endocrinología reproductiva y los procesos neuro-hormonales involucrados en el mecanismo de regulación del ciclo estral.

A partir de esos conocimientos, podrá interpretar mejor y decidir el tipo de hormona exógena requerida.

Hormonas hipotalámicas

A nivel del hipotálamo se forman dos tipos de neurohormonas.

a) Hormona de liberación de gonadotropinas (GnRH)

Las GnRH son decapéptidos de peso molecular 1183 y se forman en la eminencia media. Su función es la de estimular la secreción y la liberación de las hormonas gonadotropas FSH y LH, producidas en el lóbulo anterior de la hipófisis.

b) Hormonas de la neurohipófisis

Estas son la oxitocina y la vasopresina. Ambas se forman en los núcleos supraópticos y paraventriculares del hipotálamo.

La oxitocina actúa sobre la contractibilidad de las fibras musculares lisas del útero previamente estrogenizado y sobre las células mioepiteliales de la ubre relacionadas con la eyección de la leche.

La vasopresina influye en la reabsorción del agua en la parte distal de los túbulos renales.

Acciones de la oxitocina en el ciclo estral

Durante el celo se producen descargas de oxitocina que activan la contractilidad del útero, que permite el ascenso del material seminal hasta los oviductos en pocos minutos.

La oxitocina producida en el ámbito folicular participa en el mecanismo de la ovulación; la que se produce en el cuerpo amarillo al final del diestro estimula la síntesis y la secreción de PGF2α para que se produzca la luteolisis.

Gonadotropinas hipofisarias

Son dos hormonas que se sintetizan y acumulan en el lóbulo anterior de la hipófisis. Su órgano efector o diana es el ovario.

Hormona folículo estimulante (FSH)

Químicamente es una glucoproteína hidrosoluble. Su función principal es estimular el crecimiento, desarrollo y maduración de los folículos pre-cavitarios en los ovarios. En presencia de la LH estimula la producción de estrógenos ováricos.

Hormona luteinizante (LH)

Es una glucoproteína y su actividad biológica está ligada a la fracción proteica. Actúa sinérgicamente con la FSH, termina la maduración folicular, activa al complejo enzimático ovulante para que se produzca la ovulación y contribuye a la formación y mantenimiento del cuerpo lúteo (CL).

Hormonas ováricas

Estrógenos

Los estrógenos producidos en los ovarios son: 17β-estradiol y el estrón. Su síntesis se realiza por las células de la granulosa de la teca interna de los folículos de De Graaf, durante el celo.

Acción biológica

Los estrógenos aseguran el desarrollo de los caracteres femeninos, la madurez del aparato genitomamario y la sucesión regular del ciclo estral.

Las tres modificaciones morfológicas que producen los estrógenos en los órganos genitales y especialmente sobre el útero son: el edema, la hiperemia y el crecimiento celular (epitelial y muscular).

Durante la fase folicular produce el aumento de la irrigación sanguínea de los órganos genitales y de la irritabilidad del miometrio. Además, acondicionan al útero y lo preparan para la fase progestativa siguiente y reducen el umbral de excitabilidad del centro sexual hipotalámico para que se manifiesten los signos síquicos del celo.

Por otra parte, los estrógenos influyen en el crecimiento de los huesos al intensificar el desarrollo de los extremos epifisiales; fomentan la retención de P, Na y Ca y estimulan la secreción de STH, lo que se aprovecha para la ceba de los animales.

Los efectos de los estrógenos sobre la glándula mamaria difieren según sea el estado reproductivo del animal. En las novillas, los estrógenos producen un desarrollo completo del epitelio de los canales galactóforos y de los acinis glandulares, o sea son galacto-estimuladores. Por el contrario, en las vacas son galacto-inhibidores, por ello durante el celo, la producción de leche se afecta ligeramente.

Progestágenos

El principal es la progesterona segregada por el CL y la placenta. Químicamente es un cetoesteroide, interproducto de los corticoides y los andrógenos. No se acumula en el organismo y tiene vida media biológica muy corta. Circula por la sangre junto a las proteínas plasmáticas, y es convertida en pregnandiol en el hígado, la cual se conjuga con el ácido glucorónico y así se excreta por la orina.

Acción biológica

La progesterona (P_4), es esencialmente la hormona de la gestación. Durante el ciclo sexual, la progesterona actúa sinérgicamente con los estrógenos transformando la fase proliferativa en secretora. En cambio, durante la gestación, la P_4 antagoniza con los estrógenos, inhibiendo la secreción cervical, la motilidad uterina y de las trompas.

Mecanismo de regulación hormonal del ciclo sexual

Los procesos reproductivos de los mamíferos están regulados por una compleja y solo parcialmente comprendida cascada de actividades combinadas provenientes del sistema nervioso central (SNC), un número de tejidos secretores, tejidos diana y varias hormonas.

El SNC recibe la información del medio ambiente del animal (señales externas, visuales, olfatorias, auditivas y táctiles) y llevan esta información hasta el eje hipotálamo-hipófisis-ovario. El hipotálamo y la hipófisis son estructuras glandulares que están íntimamente conectadas a la parte ventral del cerebro. Ellas no solamente producen hormonas, sino que también son órganos diana, lo cual crea un sistema de retroalimentación o feedback homeostático. Mediante este mecanismo de feedback la mayoría de las hormonas regulan sus propias tasas de secreción.

Los estímulos provenientes del SNC, actúan sobre las neuronas endocrinas del hipotálamo para que produzcan la GnRH. Esta hormona es transportada a través del sistema portal hipotálamo-hipofisario, hacia el lóbulo anterior de la hipófisis para que segregue la FSH y la LH. Estas tres hormonas son liberadas de manera pulsátil.

La FSH actúa induciendo el crecimiento y desarrollo de los folículos precavitarios. Entonces, clínicamente, aparecen los signos de proestro y del estro. Con la maduración folicular se alcanza un nivel más alto de estrógenos circulantes y el inicio de la luteinización precoz del folículo, motivado por el incremento de los receptores de LH dentro del folículo.

Esta elevación de estrógenos, por retroalimentación positiva, estimula a las estructuras de la parte preóptica para que se produzca una descarga ovulatoria de GnRH, con la consiguiente liberación de FSH y LH hipofisaria. La LH actúa completando la maduración e induciendo la ruptura del folículo mediante la activación del complejo enzimático ovulante. El control del desarrollo folicular durante el ciclo se hace por intermedio de las inhibinas que, son producidas por las células de la granulosa de los propios folículos. Ellas actúan por retroalimentación negativa sobre la liberación de FSH hipofisaria.

Después de la ovulación, la LH estimula el crecimiento de las células de la teca interna para que se forme y constituya el cuerpo lúteo (CL), de ahí su nombre de hormona luteinizante.

El CL formado comienza a producir la progesterona que incrementa sus niveles a medida que el tejido luteal se desarrolla como una glándula. Ya en la mitad del diestro, el CL está perfectamente constituido y alcanza la máxima producción de progesterona.

Desde el inicio del metaestro hasta el final del diestro, la progesterona ejerce una acción inhibidora o bloqueadora sobre la secreción de las GnRH por el efecto antagónico que ella tiene sobre la actividad sexual, que caracteriza al diestro.

Aproximadamente el día 16 del ciclo, el CL inicia la secreción de oxitocina luteal. Esta hormona viaja por vía sanguínea hasta el endometrio, donde actúa incrementando y estimulando la síntesis y secreción de PGF2α por parte de ese órgano. Entonces, la PGF2α llega al CL por medio de la circulación útero-ovárica para provocar la lisis funcional (luteolisis) de esa glándula. Al cesar la actividad del CL, los niveles séricos de progesterona bajan abruptamente y entonces cesa el bloqueo que ella ejercía sobre la GnRH hipotalámica, reanudándose la actividad sexual (proestro).

Las hormonas exógenas

Son aquellas que provienen de fuentes externas, como medicamentos o sustancias químicas sintéticas, y se utilizan para tratar trastornos hormonales o como terapia de reemplazo hormonal.

Formas terapéuticas para utilizar

Las formas terapéuticas deben considerar todas las posibilidades, pero hay que tener en cuenta que los pronósticos teóricos pueden ser distintos.

Se reconocen las siguientes formas:

Sustitución

El propósito de la *terapia hormonal de sustitución* es una compensación funcional total o por lo menos fenomenológica, de los provocados por una disfunción secretora, ya sea por su producción o por su liberación insuficiente.

De la gran cantidad de indicaciones citaremos algunos ejemplos: los trastornos de la función ovárica que son consecuencia de una liberación insuficiente de LH de la hipófisis (ovulación retardada, quistes foliculares) pueden tratarse exitosamente mediante la sustitución con GnRH o con HCG.

Lo que se pretende es que, se produzca la descarga de LH o la sustitución exógena de LH para que se produzca la ovulación o la luteinización del quiste. También es una forma de sustitución la aplicación de gestágenos para la prevención del aborto en animales que tienen tendencia a abortar por disfunción del cuerpo lúteo de gestación. En cambio, no tiene utilidad la sustitución de estrógenos para intensificar el estro; ellos pueden mejorar la intensidad del celo, pero no inducen la ovulación.

Estimulación

Con esta terapia se trata de estimular una función sexual en reposo, poco intensa (de bajo umbral) o también normal. Como ejemplo citemos la inducción celo o la provocación de la superovulación con PMSG, HCG y FSH.

También se puede estimular al hipotálamo, mediante el mecanismo de retroalimentación positivo (feedback), con dosis bajas de estrógenos, para que, por rebote, estimule la secreción de GnRH, la que a su vez produciría la liberación de LH-FSH y con ello la reanudación de la función ovárica.

Inhibición

El propósito de esta terapia es lograr una disminución o el reposo temporal de las funciones normales de una glándula endocrina. Ej. La PGF2α y sus análogos inhiben la producción de P_4, por su efecto luteolítico sobre el CL. La administración continuada de progestágenos inhibe la secreción de GnRH hipotalámica y por consiguiente bloquea la ovulación.

Antagonismo y sinergia

La falta de respuesta de una hormona exógena puede ser debida a que los órganos y células efectoras no posean, en ese momento del estímulo, los receptores específicos para responder ante ellos. Esto puede estar relacionado con las acciones sinérgicas que se manifiestan entre algunas de ellas. Por ejemplo, los estrógenos inducen la síntesis de receptores para la oxitocina en el miometrio antes del parto, si este mecanismo falla, el miometrio no responde a la oxitocina, lo que conduce a la atonía uterina primaria.

Por otra parte, las posibilidades de éxito terapéutico se reducen cuando el órgano efector ha sufrido modificaciones irreversibles.

Un ejemplo de ellos es el resultado relativamente desfavorable del tratamiento de la degeneración quística del ovario de vacas lecheras, que comenzaron a ser tratadas tres meses después del parto. Si las células receptoras del ovario no responden al efecto directo o indirecto de la hormona aplicada (LH) se ha alcanzado el límite de esta posibilidad terapéutica.

Dosificación e idiosincrasia medicamentosa

La principal dificultad que se tiene con la terapia hormonal en los animales es el desconocimiento de la dosis exacta requerida para obtener la respuesta efectiva, ya que cada individuo puede reaccionar de manera diferente ante una misma dosis de una hormona dada. En esto tiene que ver la especie animal, la raza, la edad, su masa corporal y el umbral de respuesta individual. Por ello, se recomienda siempre, utilizar las dosis mínimas prescriptas por los fabricantes y comprobar luego la respuesta mediante un examen clínico riguroso.

En ocasiones la administración de una determinada hormona a un individuo provoca respuestas inesperadas o diferentes al de la media poblacional, no acordes con la dosis ni con el tipo de hormona. Por ejemplo: una dosis de 500 UI de PMSG debe provocar una ligera respuesta de desarrollo folicular. Sin embargo, en algunas vacas produce superovulación moderada y en otras no hay respuesta.

Todo esto tiene que ver con las características intrínsecas de animal ante los fármacos, las condiciones del medio interno y los requerimientos verdaderos de la hormona exógena que se administra.

Condiciones previas para una terapia hormonal

La administración de hormonas solamente debe hacerse cuando no pueda ser remplazada por otras acciones zootécnicas económicamente rentables.

De ella se puede derivar otras consecuencias importantes. Por ejemplo, los efectos, aparentemente buenos, obtenidos por la inducción del celo en vacas anéstricas mal nutridas, son de corta duración y pueden afectar la economía de la granja, pues los resultados, en cuanto a número de nacimientos, no son siempre los esperados.

Por ello, el tratamiento hormonal de una disfunción ovárica puede estar contraindicado si no va acompañado de rectificaciones de los errores en la alimentación o de las condiciones ambientales.

El tratamiento hormonal es solo factible cuando pueden cumplirse y se cumplen los requisitos para su aplicación exitosa e inocua.

Esa comprobación requiere un examen clínico integral de los animales afectados y el estudio de las causas o factores que están incidiendo en la manifestación del trastorno, para poder evaluar objetivamente los resultados.

Es posible que una parte de las hembras que ha sufrido de subnutrición se mantenga en anestro a pesar de que haber incrementado su masa corporal producto de la mejora en la alimentación.

Esto se debe a la falta de estímulo tónico del sistema endocrino, necesario para la reanudación de la función ovárica. Es en estos casos, en que está indicado un tratamiento hormonal de estimulación.

Dado que la administración de hormonas exógenas es costosa y tiene sus riesgos, la aplicación de todos estos tratamientos debe hacerse luego de un diagnóstico ginecológico seguro.

Con esto quiero decir que, la utilización de hormonas por parte de personal no profesional es inaceptable.

Las hormonas no son medicamentos para combatir la infertilidad polifactorial del ganado, como muchas veces se pretende.

Control artificial de la reproducción

Análogos de las GnRH

En 1971 se logró la síntesis de la *GnRH natural*. Algunas modificaciones en la estructura química de la molécula original han dado lugar a potentes análogos.

En la actualidad existen numerosos análogos creados por diferentes firmas comerciales entre ellas Cystorelin y Factrel (EE. UU.), Buserelin (alemán); Fertagyl (holandés), Ferterelín (japonés). Deslorelín (australiano) y Gonadorelín (checa), Conceptal (holandés). Ferterelín es 4-10 veces más potente que Gonadorelín y Burerelín y Deslorelín lo son 50 veces.

Este se presenta en forma de polvo liofilizado que debe disolverse en suero fisiológico estéril. Dosis de 100 µg de *GnRH análoga* por vía intramuscular producen en la vaca una respuesta equivalente a la descarga de LH que precede a la ovulación y aumenta en forma lineal hasta una dosis de 1 500 µg.

La administración intramuscular de 200 µg de GnRH sintética provoca la liberación de FSH y LH en 15 minutos. Si se utiliza la vía intravenosa se obtiene una respuesta más rápida, pero la cantidad de gonadotropina liberada alcanza niveles parecidos.

Indicaciones

Los análogos de la GnRH pueden utilizarse para la inducción del celo en hembras anéstricas. Pero la respuesta ovulatoria estará en dependencia de la presencia de folículos terciarios en desarrollo, no menores de 10 mm en el momento del tratamiento.

Están indicados en los casos de hembras con celos prolongados por ovulación retardada. En dosis más elevadas se pueden utilizar con efectividad en el tratamiento de los quistes foliculares y luteales.

Se han utilizado también con resultados variables en las vacas con el síndrome repetición de servicios atribuibles a fallos en el mantenimiento del cuerpo lúteo por parte de la LH.

Gonadotropinas hipofisarias

FSH

Comercialmente se produce a partir de extracto de hipófisis de cerdas, ovejas y bovinos. Existen diferentes preparados comerciales como la FSHp Shering (USA), Sigma (USA), Folltropin V (Canadá), Superov AUSA (Australia) etc. Entre ellas existen diferencias en cuanto al contenido de LH, el cual causa variaciones en los resultados y también en cuanto a las formas de dosificación, las que pueden estar presentadas en mg AS (Amour Standard) o en mg NHI (National Health Institute) o equivalentes en unidades NHI (Img AS = 10 mg NHI).

La FSHp tiene un gran rango en la relación FSH-LH lo que constituye una fuente de variación en la respuesta superovulatoria. Varios estudios han demostrado en el ganado que un alto contenido de LH en los extractos de FSH influyen adversamente los efectos de la respuesta ovárica. Sin embargo, también es esencial una mínima cantidad de LH para que se alcancen buenos efectos.

Actualmente se está produciendo comercialmente una FSHp purificada que contiene una proporción muy baja de LH, lo que la hace más efectiva para provocar la superovulación en la vaca.

La FSH se presenta en forma liofilizada y debe reconstituirse solamente en solución salina fisiológica. Por su alto contenido proteico no debe ser disuelta en agua destilada ni congelada y descongelada repetidamente, pues se corre el riesgo de que se hidrolicen las proteínas que la componen y se inactive el preparado.

Por ese motivo se debe tener cuidado con la higiene en el manejo de esta (agujas, jeringuillas, viales, etc.) ya que puede contaminarse fácilmente.

Debido a su corta vida media biológica, la FSH debe ser administrada cada 12 horas, lo que garantiza el nivel de estimulación ovárica necesario por un período de tiempo determinado (4 días).

Para facilitar su aplicación lo mejor es realizar una dilución de un mg: un ml de FSH: SSF y tomar en jeringuillas desechables los volúmenes correspondientes a cada dosis (8 dosis) a suministrar y conservarlas en congelación de forma que se descongele sólo la dosis a aplicar.

Oxitocina

La oxitocina de origen hipofisaria ejerce un efecto contráctil potente en la musculatura uterina previamente sensibilizada por los estrógenos, particularmente durante el parto o inmediatamente después. Actúa en la glándula mamaria contrayendo las miofibrillas de los acinis glandulares y los conductos excretores para la eyección de la leche.

Indicaciones

Está indicada en el tratamiento de la hipo o atonía uterina primaria. Se administra una dosis inicial por vía IM. Si después de una hora de espera no hay respuesta contráctil debe repetirse la inyección de la misma dosis.

Si al cabo de una hora de esta segunda dosis no se inicia el parto el órgano efector se ha hecho refractario y entonces hay indicación absoluta para la cesárea.

La oxitocina se puede utilizar para favorecer la expulsión de la placenta retenida y los loquios solamente en casos de partos muy recientes ya que el útero debe estar sensibilizado por los estrógenos.

La dosis de oxitocina para las vacas y yeguas es de 20-25 UI y para las especies pequeñas de 5 a 10 UI vía IM o subcutánea.

Gonadotropinas extra hipofisarias

Gonadotropina sérica (PMSG)

Esta hormona se origina en el trofoblasto que cubre los cálices endometriales de la placenta de las hembras equinas. La actividad biológica de esta gonadotropina coriónica es similar a la de la FSH. Internacionalmente los laboratorios la venden con diferentes nombres: Folligon, Intervet (Francia); Prianting y Shering (Alemania); PMSG, Labiofam (Cuba). Se produce y envasa en forma liofilizada por lo que es necesaria su reconstrucción con solución salina fisiológica.

Se recomienda emplear volúmenes de 5 a 10 ml para que, de existir pérdidas en la manipulación o inyección, no se afecte la dosis calculada. Una vez preparada la dosis a aplicar ésta debe ser empleada inmediatamente. Si hay sobrantes se pueden conservar congelados, pero no se debe descongelar más de una vez. La vía de administración es la intramuscular profunda, en dosis única.

Indicaciones

La gonadotropina coriónica sérica tiene las mismas indicaciones terapéuticas que los extractos hipofisarios de FSH, con la ventaja práctica de requerir solamente un tratamiento y tener un menor coste. Se expende en bulbos de un ml que contiene mil IU del producto. La dosis depende del tamaño del animal y de la afección a tratar.

Inducción de celos en la vaca

El tratamiento más eficaz para la inducción del celo en vacas anéstricas con buen estado físico es el de inyectar, vía IM, 50 mg de progesterona por tres veces con intervalos de 48 horas. Esto se hace para que la progesterona actúe reduciendo el umbral de respuesta a la gonadotropina coriónica sérica.

A las 48 horas del último tratamiento se inyectan 500 a 600 UI de PMSG vía IM. El 65 al 70 % de las hembras tratadas debe presentar el síndrome celo completo dentro de las 24 a 36 horas consecutivas al tratamiento.

A veces 10-15 % de las hembras tratadas tienen respuesta ovárica, pero no manifiestan signos síquicos de celo. Por esto se deben inseminar también a las que no presenten celo, a las 24 y a las 36 horas del último tratamiento.

Gonadotropina coriónica humana o hCG

Se produce en el citotrofoblasto de la mujer preñada y por su bajo peso molecular se excreta a través de la orina. Su estructura química y actividad biológica son similares a la de la LH, pero su vida media biológica es mayor que ésta última.

Se expende en forma liofilizada en bulbos de un ml conteniendo mil IU del producto por lo que, en su preparación, deben seguirse los mismos cuidados que con la PMSG. La dosis depende del tamaño del animal y de la afección a tratar.

Indicaciones

Se puede usar, en combinación con la PMSG, para la inducción del celo en la hembra bovina para asegurar la ovulación. Se utiliza sola en casos de la presencia de folículos persistentes (celos prolongados) y para la luteinización de los quistes foliculares.

En general la dosis requerida en los animales mayores oscila entre 1 500 a 2 000 UI. En los menores está en dependencia de la masa corporal de los mismos.

De acuerdo a la rapidez del efecto deseado se utilizan las vías intravenosas, la IM o la subcutánea. Se ha utilizado la hCG en dosis de 10 000 UI en los días 10 al 12 después de la I.A. en el tratamiento del síndrome repetición de servicios de las vacas con resultados muy variables.

Progestágenos de síntesis

Bajo este nombre se agrupan toda una serie de compuestos de síntesis cuyas formas de actuar son muy diferentes, pero que poseen algunas de las propiedades de la progesterona. Estos productos son la base de los métodos actuales de anticoncepción en medicina humana; su empleo se justifica en el tratamiento de algunas formas de esterilidad y son empleados en medicina veterinaria para inducir y obtener la agrupación de celos en novillas y en vacas.

Los progestágenos tienen la estructura del ciclopentano-perhidro-fenantreno como base; las sustituciones o adiciones de diversos grupos hidroxilo (OH), cetona (O), metilo (CH_3), halógenos (Cl, F), en diversas posiciones han proporcionado toda una serie de productos con acciones complejas, algunas de las cuales están a veces alejadas de las de la progesterona natural. La actividad de los diversos progestágenos puede reforzarse con la adición de muy pequeñas cantidades de estrógenos.

Progesterona (P_4)

En el mercado se expende una progesterona natural disuelta en aceite a una concentración de 10 mg/ml y envasada en frascos de 50 y 100 ml. La vía de administración es la IM o subcutánea y la dosis dependerá de la masa corporal de la hembra.

Indicaciones

Amenaza de abortos o repeticiones de servicios por disfunción del CL, hiperestronismo y para potenciar la actividad de la gonadotropina sérica en la inducción de los celos en vacas anéstricas, tal y como se describió anteriormente.

Agrupación de celos con dispositivos intravaginales

Los sistemas terapéuticos más efectivos para lograr la agrupación controlada de celos son los pesarios vaginales, los dispositivos intravaginales (PRID) y los implantes subcutáneos. La función de esos sistemas es que se mantenga un nivel sistémico continuo de progesterona, similar al que produce el CL de ciclo. Los progestágenos que contienen los dispositivos intravaginales se van absorbiendo lentamente a través de la mucosa vaginal, en las cantidades necesarias. De esta manera se crea una fase luteal artificial. El retiro del dispositivo equivale a lo que sucede después de la luteolisis, ya descrita.

Un pesario vaginal

Consiste en una esponja de poliuretano impregnada de un progestágeno natural o sintético en la dosis determinada para cada producto. La esponja se introduce profundamente en la vagina y se retira al cabo de varios días tirando de un cordel que les sirve de guía.

Este pesario tiene la dificultad de que, muchas veces no son retenidos por producir tenesmo al actuar como cuerpo extraño y en otras producen exudados purulentos.

El dispositivo intravaginal (PRID)

Los laboratorios Abbott produjeron una espiral de acero inoxidable (3,2 cm x 30.5 cm) cubierto con caucho con silicona impregnado de progesterona natural. A este pesario se le designó como **PRID** (progesterone releasing intravaginal device).

La gran área de superficie del PRID permite la suficiente absorción de progesterona para mantener en sangre niveles de P_4 que inhiban el estro. Este dispositivo con un diámetro de 5 cm se inserta en la vagina con el auxilio de un espéculo.

La presentación del estro ocurre de 48 a 72 h de ser retirado y el tiempo de permanencia en vagina es de 10 a 14 días.

También tiene el inconveniente de actuar como cuerpo extraño y producir exudados muco-purulentos aislados y en ocasiones pérdidas de las guías para su extracción.

Para retirarlo se tira de un cordón de nailon que permanece fuera de la vagina. La retención del PRID es de más del 95 %.

El implante subcutáneo

Es un pequeño fragmento (10-15 mm) de un polímero hidrófilo impregnado de un progestágeno. Puede ser colocado con una aguja calibre 9 o con un colocador de implantes, subcutáneamente en la parte posterior de la oreja y se retira cuando se estime conveniente de acuerdo con el producto utilizado.

El sistema de implante Crestar® consiste en un implante silastico Crestar® que contiene 3 mg de Norgestomet (17α-acetoxy-11β-metil-19-norpregna-4-en2.20-dion y una inyección de Crestar® de 2 ml, que contiene 3 mg de Norgestomet y 5 mg de valerato de estradiol. Se utiliza para la agrupación del celo en novillas y vacas, cíclica y no cíclica, en programas de I.A. o de transferencia de embriones.

El implante se retira a los 9-10 días para que el bloqueo de la hipófisis cese y comience la nueva fase folicular. En las hembras cíclicas el celo aparece al cabo de las 24 a 36 horas.

En las no cíclicas, el efecto del Norgestomet se mejora, si se combina la remoción del implante con una inyección IM de PMSG, en dosis de 500 y 600 UI, para las novillas y las vacas respectivamente.

Análogos de las prostaglandinas F2α

El nombre genérico de la prostaglandina natural es dinoprost y se comercializa como sal de trometamina. Su dosis luteolítica por vía IM es de 25 mg (5 ml de 5 mg/ml).

La cloprostenol es un análogo más potente que el dinoprost, cuya dosis luteolítica vía IM es de 500 ug (2 ml de 250 ug/ml).

Fenoprostalene, es otro análogo del dinoprost que tiene una larga vida media, de 18 horas o más, lo que favorece su uso en determinadas perturbaciones. Su dosis luteolítica es de un miligramo por vía subcutánea (2 ml de 0.5 mg/ml).

Luprostiol es otro análogo sintético cuya acción luteolítica se obtiene con una dosis de 30 mg, vía IM.

Indicaciones

Los análogos de la PG están indicados para provocar la luteolisis en la mayoría de las especies, menos en la oveja, pero también se pueden utilizar como ecbólico. Esto es, para acentuar la contractilidad de la musculatura lisa del tracto genital tubular. Por tanto, son efectivos para favorecer la expulsión de la placenta retenida, eliminación de los loquios putrefactos y contenido purulento de los cuernos uterinos.

Para agrupar los celos en animales lactantes se recomienda utilizar la cloprostenol o dinoprost, ambos de corta vida media. Se prefiere el uso de fenoprostalene, con una vida media más larga (18 horas o más) en el ganado de carne y en novillas de líneas lecheras.

Para la agrupación de los celos en las hembras bovinas cíclicas, se pueden utilizar dos variantes de tratamiento.

Simple dosis

Inyección IM de una dosis equivalente a 500 µg de PG con previo diagnóstico trans-rectal de un CL de 8 a 16 días. Aproximadamente el 90 % de las hembras tratadas entran en celo entre las 48 y 72 horas subsiguientes.

Doble dosis

Se tratan con PG todas las hembras del grupo sin importar el momento del ciclo. Después de la primera inyección, aproximadamente el 45 % de las hembras tratadas presentarán estro (las que se encontraban en diestro).

La segunda inyección se practicará nuevamente a toda la masa. Pasados 11 días hará coincidir a todas las hembras en fase luteal (las que ovularon con la primera aplicación, más las que estaban en fase folicular o que presentaban CL de menos de 8 días de edad, que no respondieron a la primera inyección).

Más del 90 % de las hembras presentarán celo después de las 48-72 horas de la segunda aplicación de PG.

Inducción del parto con PGF2α o sus análogos

Para facilitar la comprensión de la forma de actuación de las hormonas exógenas en el control artificial de los partos, haré un breve recordatorio del mecanismo fisiológico del parto.

Durante la gestación la placenta produce suficiente progesterona para el mantenimiento de la preñez. Cuando el feto está a término, el parto se inicia por el incremento en la producción de corticoides del propio feto.

Los corticoides fetales, especialmente la cortisona, incrementan la síntesis de estrógenos y de PGF2α a nivel de los placentomas. La PGF2α actúa reduciendo drásticamente los niveles de P_4 sérica, con lo que cesa la acción inhibidora que mantenía esa hormona sobre la contractilidad de la musculatura uterina y se instaura un predominio estrogénico. Entonces la oxitocina y la PGF2α pueden accionar y desencadenar la fase expulsiva del parto.

Por las razones expuestas, las hormonas exógenas PGF2α y la dexametasona, se pueden utilizar clínicamente para inducir los partos, con bastante efectividad.

Las principales razones para elegir la inducción del parto son:
- Adelantar el parto para reducir el intervalo entre partos;
- Prevenir distocias debido al excesivo crecimiento fetal (raza Holstein);
- Terminar con gestaciones prolongadas debido a hidropesía de las membranas ovulares o a toxemia gravídica;
- Aliviar el edema mamario anormal de la preñez (de altas productoras);
- Obtener suero sanguíneo de recién nacido (sustituto de suero fetal);
- Agrupar los partos en un determinado período.

Método de inducción

La inyección de una dosis estándar de PGF2α o sus análogos, durante la última semana antes de la fecha esperada del parto, puede adelantar el parto con efectividad. La mayoría de las vacas parirá dentro de las 48 horas. Entre el 28 % y el 100 % de las vacas y novillas inducidas con prostaglandina retienen la placenta como mínimo durante 24 horas. El promedio de retención es del 59 %.

El procedimiento requiere conocer con exactitud la fecha de la concepción para prevenir un parto prematuro. Esto podría reducir significativamente la viabilidad del feto y sus posibilidades de supervivencia.

Inducción de partos con lidocaína y cloprostenol

En el año 1983, Preval y Brito, profesores del Depto. de Reproducción de la Facultad de Medicina Veterinaria de La Habana, reportaron el descubrimiento de las propiedades de la lidocaína para lograr el desprendimiento de las secundinas en los casos de retención placentaria en la vaca.

En 1985, ellos idearon un procedimiento para inducir los partos, por medio de la perfusión intravaginal profunda de 40 ml de lidocaína al 2,5 %, mezclado con una pequeña dosis de cloprostenol. Se logró un 80-90 % de nacimientos inducidos, con la particularidad de que se produjeron durante las horas del día.

Los mejores resultados se obtuvieron con gestaciones casi a término. Ellos reportaron también que, la perfusión de 120 ml de una solución de lidocaína al 2.5 % dentro del útero, en las dos primeras horas que siguen al parto inducido, permitía evitar la retención placentaria que usualmente se presenta.

Inducción del parto con dexametasona

El glucocorticoide exógeno *dexametasona* se han utilizado para inducir el parto en la vaca, oveja y cabra, pero es menos efectiva en la yegua y en la cerda.

La inyección IM de 20 mg dexametasona 8 a 14 días antes del parto esperado de la vaca, produce una rápida e importante caída de la concentración de progesterona en el plasma sanguíneo, a niveles similares al que se produce al momento del parto.

Esto ocurre entre las 22 y 56 horas de aplicado el tratamiento. La mayoría de las hembras inducidas con dexametasona retienen la placenta, lo que constituye una desventaja terapéutica.

Estrógenos de síntesis

Los estrógenos sintéticos pueden producir acciones similares a los naturales en el tracto reproductivo de la hembra, pero nunca igualarlos. Por eso deben utilizarse con cuidado y en las dosis mínimas requeridas para lograr el efecto deseado.

Indicaciones

La administración exógena sirve para incrementar el número de receptores de oxitocina o de acondicionar al miometrio para la respuesta contráctil más efectiva y, además, para dilatar el cuello del útero. Por eso están indicados para favorecer el vaciamiento del útero ocupado en los casos de retención de placenta, piometra, mucometra o hidrómetra, en combinación con oxitocina o análogos de las PG.

Dietiletilbestrol

Aunque esta hormona sintética no es un esteroide posee una potente actividad estrogénica, semejante al estradiol y es activo oralmente en los animales no rumiantes.

Este estrógeno se comercializa con el nombre de *Estilbestrol* en ampolletas de 2 ml que contienen 20 mg del producto disuelto en vehículo oleoso.

La dosis para emplear en los animales mayores oscila entre 15-30 mg por vía IM. En los menores de 0.5 mg a 15 mg según la especie y tamaño.

En casos necesarios se puede repetir la dosis al cabo de las 48 horas. La administración de este producto produce los signos de celo, pero sin ovulación.

Benzoato de estradiol (BE)

Este estrógeno por ser un esteroide tiene un efecto más cercano a la hormona natural y las dosis requeridas son menores.

Se envasa en ampolletas de 1 ml que contienen 1 mg del producto disuelto en vehículo oleoso. La vía de administración puede ser subcutánea o intramuscular.

Inducción del celo

Con dosis de 0.5 mg vía IM se puede lograr el celo en la vaca dentro de las 12 a 36 horas posteriores al tratamiento. En animales con buen estado físico se puede alcanzar un 90 % de celos, con 30 % de ovulaciones. Por ese motivo se recomienda inseminar a las hembras tratadas a partir del segundo celo espontáneo.

Diagnóstico precoz de la no gestación

La inyección intramuscular de 0.5 a 1 mg de BE vía IM a los 19-20 días después de la IA o la monta, permite obtener entre un 80-100 % de retorno al celo de novillas o vacas no gestantes y una precisión del diagnóstico positivo del 67 % al 100 % aproximadamente. La variación en la precisión de este método de diagnóstico es motivada por los casos de mortalidad embrionaria, los ciclos largos o las deficiencias en la detección del celo.

Inmuno-neutralización hormonal

Esta biotecnología se basa en la reducción de la concentración de hormona biológicamente activa por ligazón, mediante anticuerpos específicos generados por el propio animal (inmunización activa) o procedentes de otro animal que se ha hiperinmunizado anteriormente (en la inmunización pasiva), con el objetivo de incrementar la productividad.

En el campo de la producción animal se ha inmunizado contra somatostatina para acelerar el crecimiento de los corderos, contra la GnRH como alternativa reversible a la castración quirúrgica, contra esteroides ováricos o inhibina, con el objeto de aumentar la tasa de ovulaciones.

Cuando un antígeno penetra o se inyecta en el cuerpo, la respuesta inmune es la producción de anticuerpos policlonales dirigidos contra las diferentes moléculas antigénicas del material inyectado, siendo prácticamente imposible separarlos.

La respuesta inmunitaria humoral está caracterizada por la aparición del anticuerpo en la sangre y otros líquidos corporales y el celular por la aparición de procesos dirigidos contra células portadoras en su membrana de antígenos estrechamente relacionados con el inmunógeno.

Los anticuerpos pueden potenciar o inhibir la actividad de hormonas endógenas y exógenas, por lo que el sistema inmune puede ser utilizado para mejorar la eficiencia reproductiva de los animales. Cuando se quiere retrasar temporalmente la aparición de la pubertad en las novillas de carne se puede practicar la inmunización contra la GnRH.

El *Vaxtrate* es una vacuna contra GnRH que se comercializa para prevenir las gestaciones no deseadas en el ganado de carne y en corderas. Esta vacuna suprime el estro por cerca de 80 días y retrasa la pubertad en novillas entre tres y seis meses.

En los machos se utiliza para atenuar la libido y la agresividad o provocar la inmunocastración temporal.

La inmunización contra *PGF2α* suprime la luteolisis y por ende la reanudación de la actividad estral en novillas y ovejas.

En muchos casos el efecto de la inmunización es reversible cuando los títulos de anticuerpos decrecen por debajo de los niveles críticos.

La inmunización activa contra **inhibina** interrumpe el mecanismo de feedback negativo de ésta sobre la secreción de FSH y por consiguiente aumenta la tasa de ovulación.

Hay evidencias clínicas de que la inmunización contra inhibina mejora la calidad embrionaria e incrementa el número de embriones.

Inmunización contra PMSG

La mayor dificultad terapéutica que presenta la PMSG es que tiene una vida media biológica de 5 a 7 días en el ganado vacuno. Al actuar durante tantos días sobre los ovarios se puede producir una superovulación excesiva y muchos folículos no alcanzan a ovular debido a una luteinización prematura. Junto a esto aumentan notablemente los niveles plasmáticos de estradiol en el estro y cinco días después originando modificaciones en la motilidad del oviducto y cuernos uterinos, un prematuro descenso de los ovocitos y el desprendimiento de la membrana pelúcida con la consiguiente degeneración del ovocito y baja fertilidad.

Para resolver estas dificultades se viene empleando el inmunosuero anti-PMSG o un anticuerpo monoclonal contra PMSG que, al acortar su vida en circulación, elimina los mencionados efectos indeseables.

Capítulo 3

Evaluación del desempeño reproductivo del rebaño

Contenido:
Los índices reproductivos. Control de registros. Procesamiento y cálculo. Concepto e interpretación de los índices reproductivos. La vaca vacía y la vaca problema.

Introducción

Una reproducción normal y regular es la base esencial de una cría de ganado rentable, por consiguiente, la mejora o la selección de la fertilidad y la eliminación de la subfertilidad y la esterilidad del ganado puede significar un importante y sustancial incremento en las producciones de leche o de carne.

Desde el punto de vista económico, la esterilidad definitiva es menos importante que la baja fertilidad, puesto que las hembras completamente estériles son relativamente escasas comparadas con el elevado número de hembras que padecen algún trastorno pasajero de su función reproductiva. Por tanto, es necesario conocer los factores capaces de interferir en la capacidad reproductora, con el doble objeto de poder mantener esta fertilidad cuando ya existe y restituirla si es que ha disminuido o desaparecido.

Los índices reproductivos

Los índices reproductivos nos permiten identificar las áreas de mejoramiento, establecer metas reproductivas realistas, monitorear los progresos e identificar los problemas en estadios tempranos. Pueden servir también para descubrir los problemas de manejo históricos del rebaño.

El manejo reproductivo de un rebaño tiene que ser una tarea conjunta entre el ganadero y del veterinario zootecnista, puesto que el objetivo principal es la optimización de los resultados reproductivos. La mayoría de los índices para un hato son calculados como el promedio del desempeño individual. En pequeños hatos, la evaluación del desempeño reproductivo puede pasar del promedio del hato al desempeño individual de la vaca.

Estado reproductivo del rebaño

La primera valoración que se debe hacer es la relacionada con el estado reproductivo del rebaño, toda vez que esta valoración mide la eficacia de las acciones desarrolladas en la alimentación, manejo reproductivo y la asistencia veterinaria. El estado reproductivo de un rebaño ideal, de cien vacas que se muestra a continuación, puede servir como patrón comparativo para evaluar cualquier otro. (Tabla 3-1).

Tabla 3-1 Estado reproductivo del rebaño ideal

Estado reproductivo	Valor deseable (%)
Vacas con lactancias < 60 días	10 - 12
Inseminadas o cubiertas	25 - 30
Gestadas confirmadas	> 50
Vacías < 120 días	≤ 5
Recentinas	≤ 10

El grupo de vacas inseminadas o cubiertas que aún no se les ha diagnosticado la preñez, es el que tiene la mayor fuente de variación a causa de la variabilidad existente en la fertilidad de los rebaños y el momento en que se efectúa el diagnóstico de gestación. Esta proporción pudiera disminuir casi a la mitad cuando el diagnóstico de la gestación se realiza precozmente (35-50 días). Por otra parte, la frecuencia de partos mensuales debe ser de 7 a 8 lo que equivale a una natalidad del 84-90 %.

Control de los registros

Es obvio que, para poder procesar y evaluar los datos reproductivos del rebaño, hay que contar con que en la vaquería se lleve un buen control del desempeño reproductivo de cada hembra y todos los datos se registren puntuales y correctamente en la tarjeta de control, que debe llevar el técnico inseminador.

Esa tarjeta de control reproductivo contiene los datos necesarios para conocer los antecedentes históricos del animal, desde que se incorpora al programa de reproducción, hasta cada uno de los partos que ha tenido. También se registran los hechos más recientes como son: fecha del último parto, fecha de las inseminaciones después de cada parto, fecha de gestación, etc.

Una vaquería, finca o empresa ganadera que no cuente con los registros de datos productivos y reproductivos de sus animales, desde su nacimiento, no podrá aspirar a mejorar su ganado, puesto que los criterios de selección solamente se pueden obtener a partir de la medición y el registro de aquellos datos, en forma perdurable.

Obtención y calculo

Hay que tener presente que, ningún índice reproductivo por sí sólo permite llegar a una conclusión definitiva de lo que acontece en el rebaño, por lo que es necesario obtenerlos y evaluarlos en su conjunto e interpretar sus interrelaciones.

Los índices reproductivos pueden ser calculados, a partir de los datos primarios obtenidos de cada tarjeta individual, manualmente, con una calculadora digital.

Aunque el cálculo manual resulta laborioso y engorroso, sobre todo, cuando el rebaño es mayor de 50 animales, es una opción factible de utilizar.

Lo mejor es hacerlo entre dos personas, una busca los datos en la tarjeta y la otra anota los datos en un modelo creado al efecto.

Si se trata de evaluar los datos reproductivos de una finca o empresa ganadera, lo más conveniente es, utilizar programas o aplicaciones computarizados, reconocidos por su simplicidad y efectividad.

Si usted no dispone de esos programas, puede utilizar la hoja de cálculo Microsoft Excel, en las versiones del sistema operativo Microsoft Office disponible.

Esta aplicación brinda facilidades de comunicación al usuario, ya que incluye un sistema de ayuda general y no requiere de grandes conocimientos de programación, además, facilita la realización de operaciones matemáticas a través de fórmulas y números almacenados en las "celdas electrónicas" que podrán ser usados una y otra vez para analizar la sensibilidad de los datos de entrada.

Índices e indicadores reproductivos

Intervalo parto primer Servicio (IPPS)

Es el tiempo que media, en días, entre el parto y la primera inseminación. Muchas veces coincide con el primer estro postparto y es el que generalmente se registra en las tarjetas de control de la reproducción. Su análisis nos permite inferir sobre cómo las hembras están respondiendo reproductivamente ante las condiciones de alimentación y manejo a que son sometidas (anestro postparto) y da una idea anticipada de la duración que tendrá el período parto gestación.

La involución uterina y su relación con el primer estro posparto

La rapidez de la involución uterina depende de muchas condiciones: calidad de la alimentación, producción lechera, edad, proceso del parto, puerperio etc.

Se ha confirmado que, en general, la involución uterina puerperal varía entre los 30 a 50 días y al momento del primer celo es casi completa.

La incorporación de la vaca a un nuevo ciclo reproductor depende de la reanudación del ciclo estral, el cual se inicia, en general por la aparición del primer celo posparto.

Se ha observado que el primer estro postparto en las vacas lecheras se presenta entre las 4 a 6 semanas, como promedio y en las de carne entre 4 a 7 semanas y más. Sin embargo, en vacas lecheras bien alimentadas el primer celo puede aparecer tan precozmente como 7-15 días postparto, fecha en que aún no se ha completado la involución uterina. Esto quiere decir que la vaca no debe ser inseminada o montada, antes de los 50 días.

A este periodo en el que transcurre la involución uterina, se le denomina, en el argot ganadero, *recentinaje* y la vaca en ese estado es la *recentina*. De manera que, en la práctica ganadera, el recentinaje se utiliza como una categoría reproductiva. El resto de las categorías reproductivas son, vacas inseminadas, gestadas y vacías.

El período de espera voluntaria y el IPPS

La espera voluntaria es el período, en días, que el hombre decide se debe esperar para que la vaca deba ser inseminada o montada después del parto. Este periodo de espera puede coincidir o traspasar el completamiento de la involución uterina, que normalmente ocurre entre los 45-50 días. El tiempo de espera voluntaria es en realidad bastante corto, si se tiene en cuenta que la hembra alcanza su más alto potencial de fertilidad después de los 60-70 días postparto.

Si la vaca es inseminada a los 60 días postparto, pasa a la categoría de inseminada. Si esa vaca inseminada no retorna al servicio, o lo que es lo mismo, no presenta celo nuevamente, se presupone que está preñada, pero no pasa a la categoría de gestante hasta que se confirme la preñez. Esto se hace por medio de la exploración rectal, a los tres meses de efectuada la inseminación o monta.

Confirmada la preñez, pasa entonces la vaca a la categoría de gestante y se le pone una marca como tal, para diferenciarlas del resto. Si transcurridos los 50 días, la vaca no presenta celo (anestro), pasa entonces a la categoría de vacía.

La categoría de vaca vacía depende de la duración del período que se considere como descanso sexual fisiológico postparto, en determinado genotipo y de las disponibilidades de alimentos que se dispongan para suministrar al rebaño.

Factores nutricionales y de manejo que influyen en la duración del IPPS

La reaparición del ciclo estral después del parto depende de factores internos y externos los cuales pueden accionar aisladamente o en forma combinada. La alta producción lechera contribuye a incrementar la duración IPPS. Las vacas durante su producción máxima sufren un desbalance de energía al no poder disponer de los nutrientes necesarios que la alimentación les brinda y tener que tomarlos de las reservas orgánicas. Esto les provoca una merma de su masa corporal.

En el transcurso de la lactación disminuye la secreción de PIF y con ella la de LH-RH con la restricción consecuente de las gonadotropinas hipofisaria, afectándose de esta forma la maduración folicular y la ovulación.

En lo que se refiere al sistema de ordeño, se ha observado que, vacas sometidas a régimen de 4 ordeños diarios tienen un intervalo parto primer estro (IPPE) de 69 días como promedio, mientras que las ordeñadas dos veces presentan el celo alrededor de los 46 días.

Las vacas que amamantan a sus crías pueden alcanzar promedios de IPPE de 72 días. Este está relacionado con el mecanismo de regulación de la lactación y de las funciones sexuales ya mencionado.

La presencia del ternero con la madre influye también en el mantenimiento de la producción láctea. La separación del ternero o su muerte precoz modifica el complejo directriz neuro-hormonal lactógeno con la consiguiente aparición rápida de la actividad sexual.

Esto se observa, en algunas razas de carne, y, sobre todo, en la cebú, la cual al amamantar a su cría presentan un retardo el primer celo postparto, que les alarga considerablemente el IPPE.

El nivel de alimentación pospartal coincide también estrechamente con la duración del IPPE. Las vacas lecheras con un nivel de alimentación alto presentan el celo más tempranamente que las que tienen un plano nutricional insuficiente. Lo decisivo - en cuanto a la reanudación de la función cíclica estral después del parto - es la conservación de la masa corporal constante de las madres.

Existe una estrecha relación entre el IPPE y el IPPS, puesto que en la práctica lo que se registra en las tarjetas es el IPPS, sobre todo, cuando se cumple el período de espera voluntaria. El análisis del IPPS nos permite conocer cómo las hembras están respondiendo reproductivamente ante las condiciones de explotación y manejo a que están sometidas y nos da una idea anticipada de la duración que tendrá el intervalo parto gestación.

Período de anestro postparto fisiológico

Es la ausencia del estro, desde que la vaca pare, hasta la fecha actual. Se obtiene contando los días desde la fecha del último parto hasta el día en curso. La cifra conseguida de esta forma indica el tiempo real que el animal lleva sin presentar actividad sexual y sirve para valorar la situación individual y colectiva del rebaño ante las condiciones agroecológicas, de explotación y de manejo y tomar las medidas oportunas para abreviarlo.

Si las condiciones ambientales imperantes son desfavorables o hay problemas con las disponibilidades de alimentos o mal manejo, es de esperar que el retorno a la sexualidad se retrase y se presente anestro postparto, más o menos prolongado. La duración del descanso fisiológico postparto depende pues de las mencionadas condiciones.

Determinando el IPPS y organizándolo en una distribución de frecuencias, se puede conocer, retrospectivamente, la duración del anestro pasado reciente y su incidencia. Con excepción de las razas *Bos indicus*, en las vacas de cualquier genotipo, bien alimentadas, puede considerarse como fisiológico el anestro de menos de 60 días.

En las que reciben un nivel de alimentación medio, es habitual el anestro de hasta 90 días. El anestro posparto de más de 90 días, indica la existencia de un balance energético negativo en la hembra, que le impide la reanudación de la actividad ovárica.

Intervalo parto gestación (IPG)

Es el tiempo que media entre el último parto y la inseminación o monta fecundante. A este índice también se le conoce como periodo de servicios o días abiertos, pero estas denominaciones se prestan a confusiones por los no expertos.

El IPG es uno de los índices que más valor predecible tiene, pues en su obtención se incluye la duración del IPPS, más los días que necesitó la hembra para ser fecundada; esto es, mide el grado de fertilidad que tuvo la hembra ante las inseminaciones efectuadas.

Un IPPS corto, con un IPG largo, indica que se han producido repeticiones de servicio, mientras que un IPPS largo, con un IPG igual o ligeramente mayor que el IPPS, indica que ha ocurrido anestro. La duración del IPG no debe calcularse a partir del número de servicios por concepción, puesto que los intervalos entre inseminaciones generalmente son más prolongados que la duración del ciclo sexual normal (18-21 días).

Intervalo interpartal (IP)

Es el tiempo que media entre dos partos consecutivos y se utiliza para medir la capacidad de una vaca para producir un ternero vivo, en el menor tiempo posible.

Lo ideal para un ganadero es que sus vacas puedan tener un IP tan corto como 365 días, lo que equivale a obtener un ternero al año. Pero para que esto ocurra, el IPG no debe sobrepasar los 90 días.

Un intervalo entre partos más prolongado da como resultado una lactancia más prolongada y un período seco más prolongado. Aunque la producción de leche por lactancia aumenta, la producción de leche por año disminuye ya que la producción es mayor al comienzo que al final de la lactancia.

Servicios por concepción (SC)

También se le conoce por índice de inseminación o índice coital. Expresa el número de servicios necesarios para obtener una gestación reconocida. El término "servicios" se refiere propiamente al celo, sin importar el número de inseminaciones o montas realizadas en ese celo; es decir, si una vaca se insemina o monta dos o tres veces en un mismo celo y como resultado de esas inseminaciones se preña, el número de SC de esa vaca es uno, ya que se cuenta como un solo servicio.

Para su cálculo, se suman todos los servicios recibidos por las hembras, en el período de un año y se divide por el número que resultaron preñadas. Tenga presente que no se deben mezclar novillas con vacas.

En general, las novillas tienen un potencial de fertilidad más alto que las vacas y por consiguiente los SC alcanzan un valor promedio de 1 a 1.2. Si un porcentaje alto de novillas requiere más de dos servicios por concepción, se debe sospechar de baja calidad del semen utilizado o de problemas con la aplicación de la técnica de la I.A.

En las vacas *Bos taurus* inseminadas en el ambiente tropical de Cuba, se reportan promedios de 1,6 a 2,7 servicios/concepción y de 1,3 a 1,8, en las *Bos indicus* y sus cruzamientos.

Tasa de concepción al primer servicio

Este índice mide también el potencial de fertilidad del toro, pero, sobre todo, la eficiencia técnica del inseminador, que es quien aplica la biotecnología. Por esto es importante conocer el rango del potencial de fertilidad normal de los diferentes genotipos de los toros que se dispongan.

Para su cálculo se suman todas las hembras que resultaron preñadas al primer servicio o montadas por primera vez después del parto, se multiplica por cien y se divide por el total de hembras inseminadas por primera vez.

Un porcentaje de gestaciones al primer servicio de más del 70 % se considera como excelente, de 70 % como bueno, de 51-60 % como aceptable, y de menos de 50 % como malo.

Los técnicos inseminadores podrán tener buena eficacia técnica si mantienen en cuenta importantes aspectos como: no dar un solo servicio, inseminar en momentos adecuados, utilizar el toro recelador para conocer si la hembra está en la fase receptiva de celo, no inseminar a hembras que no están realmente en celo, respectar el período de espera voluntaria, depositar el semen dentro del canal cervical, no utilizar semen en mal estado de conservación entre otras.

Tasa de concepción

Mide el porcentaje de hembras diagnosticadas como preñadas, del total del rebaño. Se obtiene dividiendo el número de hembras gestantes, entre el total de hembras del rebaño. El resultado se multiplica por cien. Este indicador tiene un valor utilitario limitado.

Porcentaje de natalidad

Este porcentaje es el que mejor mide el desempeño reproductivo del rebaño, porque revela la resultante de todos los demás índices reproductivos, que es la obtención de terneros nacidos vivos.

Existen dos formas de calcularlo según se incluyan o no las novillas.

$$\text{Porcentaje de natalidad} = \frac{\text{No. de terneros nacidos vivos} \times 100}{\text{Promedio de vacas en explotación}}$$

$$\text{Porcentaje de natalidad} = \frac{\text{No. de terneros nacidos vivos} \times 100}{\text{No. de vacas} + 50\% \text{ de las novillas de más de 18 meses de edad}}$$

Para las condiciones de explotación de la ganadería del trópico, es preferible utilizar la primera forma, puesto que la edad de incorporación de las novillas a la reproducción es muy cambiante, en los diferentes genotipos y granjas ganaderas.

Para el ganado lechero, un porcentaje de natalidad de 80 % es excelente, de 70 % o más, bueno, de más de 60 %, aceptable, y menos de 50 %, malo.

Para el ganado cebú, en condiciones de cría extensiva y monta libre, un porcentaje de natalidad de 70 % es excelente, de 64 %, bueno, y menos del 50 %, malo.

Porcentaje de no partos

Está dado por el porcentaje de hembras consideradas como gestantes que debieron parir y no lo hacen por: abortos, error diagnóstico y muertes. No debe ser superior al 3-5 %. Cuando este porcentaje sobrepasa el 5 % se debe sospechar de posibles conflictos de intereses en el personal técnico que percibe mejor salario cuando reporta más hembras como gestantes.

La vaca vacía y la vaca problema

Este término significa que la hembra está en una fase improductiva más o menos transitoria. Incluye tanto el tiempo de anestro postparto funcional, como la infertilidad eventual por repeticiones de servicio. Por consiguiente, la vaca vacía es indeseable desde el punto de vista económico y estadístico, sobre todo, cuando permanece en ese estado por un tiempo prolongado. La vaca vacía puede o no ser infértil.

A la vaca vacía infértil se le denomina "*vaca problema*"; por ejemplo, a las vacas que no se gestan después de haber recibido tres servicios, de I.A., se les designan como "*problemas*", se apartan del rebaño y se aparean con los llamados *toros de cuarto celo*. Estas son medidas que no tienen ningún fundamento científico. En primer lugar, cuando se aplica la inseminación artificial, está contraindicada la monta natural. En segundo lugar, si la presunta vaca infértil se preña por el toro, significa que esa vaca en realidad no era infértil.

Capítulo 4

Anatomía y fisiología genital comparada

Contenido:
Diferencias anatómicas gonadales y uterinas. Ovarios de la *Bos taurus*. Ovarios de la *Bos taurus indicus* y sus cruzamientos. Características anatómicas y funcionales del cuerpo lúteo. Útero. Procesos fisiológicos fundamentales y comunes en todas las razas. Detección de celo. Proestro. Estro. Selección y manejo de los toros celadores. Diagnóstico clínico de la gestación. Diagnóstico ecográfico.

Introducción

El conocimiento de las características anatómicas y funcionales del aparato reproductor de las hembras vacunas, le son imprescindibles al clínico para poder interpretar con precisión los procesos reproductivos y no cometer errores de diagnóstico. Esto es particularmente cierto cuando se compara la anatomía y la fisiología genital de las hembras *Bos taurus* europea con las *Bos taurus indicus* (cebú) y se comprueba que existen sensibles diferencias en algunos de sus órganos y sistemas.

Los cruzamientos absorbentes entre toros *Bos taurus* y las hembras cebú, conducen a la mejora de las cualidades lecheras o cárnicas, pero algunos rasgos no deseables del ganado cebú, en particular del área reproductiva, también se transmiten a la descendencia, y esto se deben tener en cuenta.

Diferencias anatómicas gonadales y uterinas

Ovarios de la *Bos taurus*

En las novillas de esta especie, los ovarios sobrepasan el tamaño de un frijol grande o de un maní; en las vacas, las gónadas tienen un promedio de 3-4 cm de longitud, unos 2,5 cm de ancho y 1,5-2,0 cm de espesor; su tamaño varía desde el de un huevo de paloma hasta un huevo de gallina enana. Su forma es ovoidea, aguda hacia la extremidad uterina.

Tamaño y forma de los ovarios del ganado *Bos indicus*

En la literatura consultada se reportan variaciones en los valores promedios del diámetro de los ovarios derecho e izquierdo entre las diferentes razas de vacas *Bos indicus*: 3,0 y 1,69 cm para cebú brasileño; 2,56 y 2,50 cm para la Thari; 2,62 y 2,5 cm para la Nelore y 2,3 y 1,10 cm: para la Gir. En vacas de raza Fulani, cíclicas, se encontró que el ovario izquierdo era más corto, más estrecho y menos pesado que el derecho. Se llegó a considerar que los ovarios redondeados y pequeños eran anormales, es decir, atrofiados o hipoplásicos.

Sin embargo, mediante numerosas observaciones realizadas en varios años, pudimos comprobar que esos valores biométricos reportados no coincidían con las medidas que obteníamos de los ovarios de las hembras *Bos indicus* estudiadas.

Nuevos hallazgos de la biometría ovárica del *Bos indicus* y sus cruzamientos con *Bos taurus*

En novillas y vacas cebú mestizas, descubrimos la existencia de tres tipos de ovarios, que se diferencian en tamaño y forma. Pequeños y redondeados, del diámetro de un guisante (0,8 a 1 cm); medianos y ovoideos, (2-3.5 cm), y grandes aplanados, (5-6 cm), (Fig. 4-1 y 4-2). Las novillas y vacas de la raza *cebú cubana* tienen una mayor frecuencia del tipo de ovarios pequeños; pero no del tipo de ovarios grandes y aplanados, característicos de las mestizas de cebú.

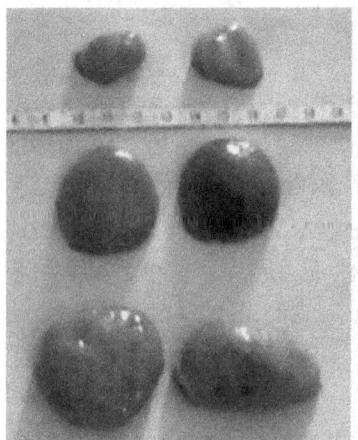
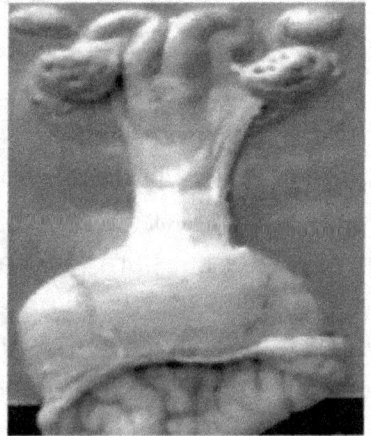

Fig. 4-1 Ovarios vacas cebú   Fig. 4-2 Ovarios de novilla

La figura 4-1 muestra seis ovarios inactivos de vacas cebú. Nótese la diferencia de tamaño entre ellos.

La figura 4-2 muestra un aparato genital de novilla cebú con ovarios inactivos grandes y aplanados. Se le superpusieron dos ovarios pequeños para su comparación.

A partir de la segunda generación F_2 del mestizaje Holstein x cebú, el tipo de ovario grande y aplanado, disminuye hasta casi desaparecer; pero el tipo de ovario pequeño se mantiene con una frecuencia bastante alta (Tabla 4-1). Es de interés clínico el conocer que estos tres tipos de ovarios se pueden encontrar también en las novillas, aunque el ovario grande y aplanado de aquellas sea algo menor que en la vaca (Figura 4-2). Nótese que en esa figura coloqué dos ovarios pequeños encima de los grandes para que sirvieran de comparación. Aclaro que estas mediciones se hicieron directamente con un pie de rey a ovarios inactivos, sin la presencia de folículos terciarios o cuerpos lúteos que alterarían de alguna manera su tamaño.

El 29 % de las vacas Siboney puede tener ovarios tan pequeños como 10 mm de diámetro, muy difíciles de palpar por los no expertos. En general, en esta nueva racial hay un predominio de ovarios pequeños (15-20 mm).

Tabla 4-1 Tamaño del ovario de las vacas Holstein x cebú

Grado de mestizaje	10 mm		15-20 mm		25-30 mm	
	n	%	n	%	n	%
½ H x ½ C (F_1)	0,0	0,0	26	32,0	43	54,0
¾ H x ¼ C (F_2)	33	33,0	55	55,0	12	12,0
⅝ H x ⅜ C (F_3)	30	29,0	77	58,0	18	13,0
⅞ H x ⅛ C (F_4)	28	24,0	66	56,0	24	20,0
Leyenda: Muy pequeños (10 mm); pequeños (15-20 mm); medianos (25-30 mm)						

Biometría ovárica de vacas Boran etíopes (Bos indicus)

La raza Boran se considera la raza madre del cebú africano. Es originaria de la Meseta de Boran al sur de Etiopia. Por su rusticidad, mansedumbre y cualidades productivas es la raza más extendida del continente africano.

En esta raza también pudimos comprobar la existencia de ovarios muy pequeños, pequeños y medianos.

En la tabla 4-2 se muestran los resultados de la biometría ovárica realizada a un grupo de 64 vacas Boran etíopes. El 54 % de los ovarios izquierdos tuvo un tamaño de 1,0 a 1,5 cm de diámetro. El 44 % de los ovarios derechos tuvo de 1,0 a 1,5 cm de diámetro. El valor máximo alcanzado fue de 4 cm de diámetro.

Tabla 4-2 Tamaño de ovarios de vacas Boran, según su diámetro mayor

Tamaño en cm	Ovario izquierdo		Ovario derecho	
	n	%	n	%
1,0 – 1,5	35	54,0	26	44,0
2,0 – 2,5	27	42,0	32	50,0
3,0	2	4,0	4	6,0

Vacas mestizas Holstein x Boran

El promedio general del tamaño de los ovarios de vacas Boran mestizas fue de 2,3±0,4 cm y 2,7±0,6 cm, para el izquierdo y el derecho respectivamente. La amplitud de variación del ovario izquierdo fue de 1 a 3 cm y de 1,0 a 3,5 cm en el derecho. El 52.4 % de los ovarios izquierdos de las vacas tuvo un tamaño de 1,0 a 1,5 cm de diámetro. El 20,0 % de los ovarios derechos de las vacas tuvo un diámetro de 1,0 a 1,5 cm.

Los resultados de la biometría gonadal realizada a las vacas Boran etíopes y su mestizaje con *Bos taurus* destacan peculiaridades de tamaño ovárico que las diferencian del resto de las razas cebúes observadas, no solo por lo pequeño de sus ovarios, sino también por su alta incidencia. Otra peculiaridad es que no se encontraron ovarios del tipo grande y aplanado como los observados en las vacas cebú mestizas de Cuba.

No se comprobó ninguna asociación estadística entre el tamaño y la forma de los ovarios y su aptitud reproductiva, su peso o su edad. El hecho de que los tipos de ovarios descritos se puedan encontrar tanto en novillas impúberes como en vacas adultas, viejas, recién paridas y preñadas confirma que el tipo de ovario pequeño es un rasgo anatómico característico de la subespecie *Bos taurus indicus*, que se transmite a través de la herencia.

Características anatómicas y funcionales del cuerpo lúteo

Evolución del cuerpo lúteo (CL)

El cuerpo lúteo se forma a partir de las células de la granulosa de la teca interna del folículo ovulado. Durante los 3-4 días posteriores a la ovulación, la cavidad folicular se rellena con células tecales grandes y pequeñas que se convierten en células luteales, que dan lugar al cuerpo lúteo. Durante los días que siguen, el CL comienza a hacerse protuberante y sobrepasa levemente la superficie ovárica. Clínicamente es posible palpar el CL después del 5to a 6to día del ciclo. En el inicio de su desarrollo, el CL que sobresale de la superficie del ovario es pequeño, pero rápidamente aumenta de tamaño y a los 7-16 días del ciclo alcanza su máximo desarrollo. La Fig. 4-3 muestra siete ovarios con cuerpos lúteos en diferentes estadios de desarrollo.

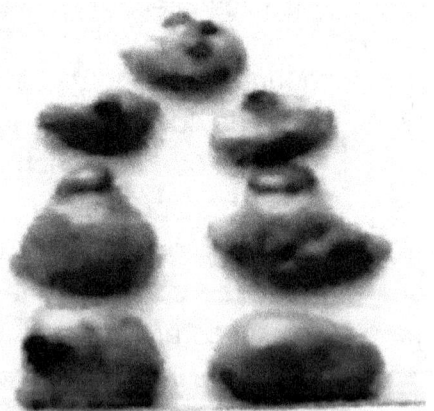

Fig. 4-3 Ovarios con CL en diferentes estadios

La parte prominente del CL forma un botón macizo de consistencia blanda que puede variar en su altura (0,5 a 1 cm), pero a veces el CL no hace prominencia y está incluido totalmente dentro del ovario. Puesto que el CL llega a alcanzar un diámetro de 2,5-3 cm^2, puede modificar el tamaño y la forma del ovario en cuestión. Por ejemplo, cuando el CL se desarrolla en un polo del ovario, éste toma una forma alargada; cuando se desarrolla en la parte media puede tomar una forma triangular, de una Y o una L.

Estas modificaciones de forma y tamaño junto con al cambio en la consistencia, son elementos importantes para poder diferenciar, clínicamente, la presencia de una masa redondeada de una consistencia semidura incluida en el ovario.

Cuando se trata de hembras cebú, que pueden tener ovarios de 1 a 2 cm de diámetro, el CL abarca una superficie mayor que el propio parénquima ovárico.

Es curioso que el cuerpo lúteo continúe conservando su nombre original debido a su color amarillo, parecido al pigmento luteína encontrado en plantas, algas y bacterias fotosintéticas. Sin embargo, esta denominación es impropia ya que el CL es una verdadera glándula de secreción interna que produce progesterona y oxitocina y no un simple cuerpo incluido en el ovario. Con respecto al color, tampoco es amarillo sino más bien rojo-anaranjado.

Involución del CL

Cuando por cualquier causa no se fertiliza el ovocito ovulado, el CL periódico o de ciclo comienza a sufrir su regresión o involución, a partir del día 16 del ciclo. Esta regresión está asociada a la secreción pulsátil de PGF2α, producida en el endometrio.

El mecanismo de cómo la PGF2α actúa sobre la glándula luteal suprimiendo su funcionamiento, no está bien esclarecido, pero en la literatura científica se le conoce por luteolisis. Para los no especialistas la palabra luteolisis puede ser interpretada como disolución o descomposición del cuerpo lúteo, pero eso no es lo que verdaderamente sucede. Lo que ocurre es: el día 16 del ciclo la PGF2α uterina llega al CL y le produce una vasoconstricción general que suprime su actividad secretora.

La concentración de progesterona sérica disminuye drásticamente, se reanuda la fase folicular y la hembra presenta celo. Sin embargo, la estructura y la forma del CL persiste en el ovario, sin sufrir grandes cambios.

Esto quiere decir que, en el momento de producirse el nuevo ciclo, el CL precedente está presente sin influir en la función sexual de los ciclos siguientes. De manera que, la involución del CL es un proceso lento y gradual, en la que la glándula luteal cambia de tamaño, consistencia y color, hasta convertirse en una cicatriz impalpable.

En general, después de los 28-30 días del inicio del ciclo infértil, se pueden palpar en la superficie del ovario los restos del CL como una formación dura del tamaño de un garbanzo. Estas formaciones permiten al clínico reconocer que el animal está ciclando o que lo hizo recientemente.

Histológicamente la involución del CL se caracteriza por sustitución de las células tecales por tejido conjuntivo fibroso. A medida que progresa la involución, se reduce el tamaño y hay cambio de color hacia lo rojo (*corpus rubrum*), hasta que se convierte en una formación cicatrizal blanquecina, denominada *corpus albicans*, al cabo de varios meses.

Útero

No se reportan diferencias en la anatomía y la fisiología del útero de ambas subespecies, aunque el tamaño de los cuernos uterinos de las hembras *Bos taurus* tiende a ser más voluminoso y pesado con la edad. En cambio, en el cuello del útero se aprecian notables diferencias.

Cérvix del Bos taurus

En estas hembras el cuello uterino tiene forma cilíndrica y alargada, en las novillas de 8 a 10 cm de largo y 1,5 a 2,0 cm de diámetro; en las vacas aumenta tanto en grosor (3-4 cm) como en longitud (10-15 cm) en función de la edad y el número de partos.

Cérvix del Bos indicus

En un porcentaje relativamente alto de vacas cebú se puede observar un engrosamiento manifiesto del cuello uterino, ocasionado por la hiperplasia del tejido colágeno que conforma la estructura del cérvix. En estos casos el cérvix toma la forma de un embudo y se dilata en la parte posterior. El cuello puede adquirir el grosor de un puño y hasta del tamaño de la cabeza de un niño, difíciles de asir con la mano introducida en el recto; muchas veces están encorvados en forma de U o de S.

En las *novillas mestizas* de cebú la longitud del cérvix oscila entre 3,4 a 8,5 cm, con un promedio de 5,8 cm. El número de anillos transversales varía de 3 a 5. La forma del cérvix es, más o menos recta y normalmente, el canal cervical es permeable.

En *las vacas*, la longitud del cérvix oscila entre 4,7 a 13,5 cm con, un promedio de 8,4 cm. La forma del cérvix es más o menos recta en el 55 % de las vacas; pero el 45 % muestra cervices encorvados. Normalmente el canal cervical es permeable.

En general, las novillas cebú tienen cervices pequeños y rectos. En cambio, en las vacas son de diferentes tamaños; pequeños, (de 2 cm de diámetro); medianos (de 3-4 cm) y grandes (de más de 4 cm de diámetro), y por su forma pueden ser rectos, ligeramente encorvados y encorvados en U o en S. (Véase la Figura 4-4).

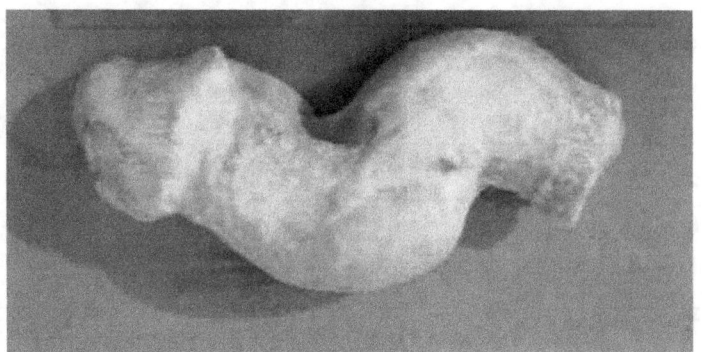

Fig. 4-4 Encorvamiento del cérvix en forma de S

Al igual que en los ovarios, hay un predominio del cuello mediano y un porcentaje menor del grande. La proporción de cuellos rectos es de solo 50 %.

Las vacas de raza Santa Gertrudis, que tienen genes de *Bos taurus indicus* en su genotipo, también presentan cervices agrandados. A veces el órgano puede ser tan grande que apenas se puede abarcar y asir con la mano introducida en el recto.

Las vacas de la raza Boran de Etiopia tienen cervices pequeñas (56 %); medianos (34 %) y grandes (10 %). En cuanto a su forma, 73,4 %, son rectos y el 27,0 % encorvados.

En los cruzamientos absorbentes de las vacas mestizas Holstein x cebú, también se encuentran los tres tamaños de cervices reportados en las vacas *Bos taurus indicus*, pero la presencia de cuellos medianos y grandes y encorvados tiende a disminuir con la absorción de genes *Bos taurus* (Tabla 4-2).

Tabla 4-2 Distribución de frecuencias de la biometría cervical en vacas mestizas Holstein x cebú

Tamaño y forma	Grado de cruzamiento absorbente							
	F1		F2		F3		F4	
	n	%	n	%	n	%	n	%
Pequeño y recto	27	34,4	64	64,0	67	59,0	80	67,0
Mediano y recto	20	24,6	20	20,0	29	26,5	4	3,4
Mediano y encorvado	20	24,6	6	6,0	7	7,5	14	11,8
Grande y recto	8	10,0	4	4,0	6	4,5	14	11,8
Grande y encorvado	5	6,4	----	-----	4	2,5	6	5,0

Es bueno aclarar que, ni el agrandamiento cervical ni las deformaciones en forma de U y S llegan a producir estrecheces ni obstrucciones del canal cervical y, por consiguiente, no impiden la fecundación, la gestación ni el parto. Sin embargo, cuando las deformaciones son muy acentuadas, imposibilitan el paso de cualquier catéter hacia el cuerpo del útero. Esta dificultad debe ser tenida en cuenta a la hora de seleccionar a las vacas cebú y Santa Gertrudis, como donantes o receptoras de embriones.

Procesos fisiológicos comunes en todas las razas

La detección clínica del celo

Cuando se utiliza la I.A. o la monta dirigida, la detección del celo es una de las tareas más importantes en el proceso de control de la reproducción, a la que frecuentemente no se le da la atención necesaria.

Las deficiencias en la detección del celo pueden constituirse en una de las causas en la prolongación del período de servicios y por ende del incremento de las pérdidas económicas por días no productivos.

Puesto que en el ciclo sexual de la hembra bovina los periodos *proestro, estro y metaestro* tienen algunas peculiaridades clínicas que pueden dificultar su identificación, es conveniente que el personal profesional y técnico reconozca bien sus síntomas clínicos, para que les puedan transmitir esos conocimientos a las personas encargadas de la vigilancia de los celos.

El proestro

En el proestro se reanuda la actividad folicular de los ovarios y los estrógenos estimulan el centro sexual hipotalámico, produciendo algunas modificaciones en el tracto genital y en la conducta síquica del animal.

A medida que el proestro progresa pueden aparecer algunos síntomas secundarios tales como ligera tumefacción de la vulva, excreción de mucosidades vaginales cristalinas u opacas, más o menos abundantes, poco viscosas y mugidos frecuentes.

No obstante, la aparición del reflejo del salto y abrazo hacia otras hembras es el signo más llamativo para el reconocimiento clínico del *proestro avanzado*. Siempre que el observador vea una hembra saltando sobre otra, debe identificarla por su número de arete y continuar observándola durante varios minutos para comprobar si continúa saltando repetidamente sobre la misma vaca o sobre otra. Si la hembra salta sobre otras indistintamente, es ella la que está en proestro; si una vaca salta sobre otra más de una vez, la que está en celo no es la que salta sino la que está siendo montada, pues manifiesta el reflejo de tolerancia al salto y al abrazo.

El estro o celo

Cuando una hembra bovina es montada y se queda firme sobre sus cuatro patas, está manifestando el reflejo de tolerancia. Este reflejo es el principal indicador del *celo o* estro y significa que la hembra está apta para ser montada por el toro o inseminada instrumentalmente. Otro signo que caracteriza este período son las secreciones mucosas cérvico-vaginales que se hacen más abundantes y extensibles, capaces de formar largos hilos y que embadurnan la vulva y la región perineal del animal.

Junto con los variados síntomas que aparecen durante el proestro y el estro, se activa la producción de *feromonas* por la acción de los estrógenos circulantes. La función de esta sustancia química es la de atraer al macho y que éste la reconozca para el apareamiento. Cuando el toro percibe el olor de la feromona presente en el moco cérvico-vaginal y que marca la orina y las heces de la hembra en celo, se le activa el *reflejo de Flehmen*.

Reflejo de Flehmen consiste en una expresión particular, en la que el toro retrae el morro hacia atrás y extiende la cabeza durante un breve tiempo. Pero estas feromonas son percibidas también por las demás vacas del rebaño, que participan ejecutando el salto sobre las que están en celo. En la práctica, las vacas del rebaño son las que primero detectan el celo.

Para poder hacer la diferenciación adecuada entre una hembra en proestro, otra en estro y otras que actúan solo como saltadoras, se requiere que el celador realice la observación de las hembras por lo menos durante 30 minutos, para verificar la repetitividad de los saltos.

En caso de dudas, tanto la hembra que salta como la que se deja montar deben ser separadas en un corral, para que el técnico inseminador efectúe el diagnostico interno del celo.

El valor de la contractilidad uterina en la detección del estro

Una de las causas de la repetición de servicios puede ser la de inseminar a la hembra sin estar en celo y esto les ocurre a los técnicos inseminadores que no saben identificar correctamente los síntomas internos del celo.

Durante este período los estrógenos ováricos aumentan la actividad motriz espontánea de la musculatura lisa del útero. En consecuencia, los cuernos uterinos se contraen cuando se palpan y se arrollan sobre sí mismo. A esa contracción de los cuernos que los torna firmes y duros se le denomina *"erección del celo"*. De manera que, si los cuernos uterinos de la hembra en cuestión están flácidos o relajados, no puede estar en celo.

Otro signo que puede ayudar es la presencia de secreciones mucosas vaginales muy extensibles que fluyen por la vulva durante la manipulación de la vagina a través del recto, cuando la hembra está en celo.

Duración

Se reportan amplias variaciones en la duración del celo que van desde 6 hasta 30 horas. Estas grandes diferencias son motivadas por las distintas formas de interpretar el síndrome celo y por los métodos utilizados para medir su duración.

En este libro se asume que el celo comienza cuando la hembra permite ser saltada y abrazada y termina cuando rechaza el abrazo.

En el ganado *Bos taurus* criado en clima subtropical se reporta una duración promedio del celo de 12-15 horas, sin diferencias entre las razas. En las novillas cebú, el celo puede durar de 7 a 16 horas y en las vacas de 13 a 18 horas como promedio.

Otros factores no asociados con el comportamiento social pueden influir en la duración del estro. Las hembras más jóvenes tienen un estro más corto que las viejas. El enfriamiento o las lluvias prolongadas pueden llevar al mínimo la expresividad sexual. El estrés de calor ambiental disminuye la actividad sexual con tendencia al acortamiento de los celos.

El metaestro o postestro temprano

La inclusión del metaestro en este acápite obedece a que, es el período de transición de la fase folicular a la luteínica, con la característica de que, en la hembra bovina, la ovulación se produce, aproximadamente, 12 horas después de terminarse el celo, esto es, en el metaestro temprano.

El principal signo que indica que la vaca entra en metaestro es que no se deja montar. Esto ocurre porque el centro sexual se hace refractario a la acción de los estrógenos y la hembra deja de manifestar el reflejo de tolerancia al abrazo.

A pesar de eso, el folículo de De Graaf, con su producción de estrógenos, continua presente por algunas horas más, actuando sobre los receptores uterinos y activando la producción de feromonas. Por esa razón un toro puede reconocer a una vaca en metaestro temprano, como si estuviera en celo.

En este estadio el toro ejecuta el salto, pero la vaca rehúye el abrazo. A la exploración rectal los cuernos uterinos se mantienen contráctiles, pero pierden la dureza típica de la erección del celo. Además, las secreciones mucosas se tornan más densas, grisáceas y menos abundantes. Estos signos pueden ser reconocidos por un técnico inseminador competente.

A las 35 a 45 horas del postestro aparece, en el 90 % de las novillas y en el 50 % de las vacas, un moco sanguinolento que caracteriza al metaestro, lo que es indicativo de que el animal presentó celo. Esta sangre proviene de la ruptura de algunos vasos capilares del endometrio, ocasionada por la disminución brusca de los estrógenos y no tiene ninguna significación patológica.

Desde el punto de vista práctico, la presencia de sangre en el moco metaestral puede servir para conocer si la inseminación artificial realizada se hizo en un momento propicio o no.

Si el moco sanguinolento aparece dentro de las 24 horas después de la I.A. la hembra se inseminó muy tarde; si aparece hasta después de 36 horas, la vaca se inseminó demasiado temprano. Esta condición puede esclarecer, en muchos casos, la subfertilidad provocada por fallas en la organización de la reproducción dirigida.

Variaciones diurnas en la aparición del celo

En las hembras cebú la mayor frecuencia de celos se presenta por el día, en los horarios de 9:00 am a 3:00 pm.

En las *Bos taurus* la mayor parte de los celos se presentan entre las 6:00 am y las 6:00 pm. El 30 al 40 % de los celos comienzan en horas de la noche, entre las 9:00 pm y las 12 de la noche.

Esto es particularmente importante para el ganadero puesto que, si la hembra presenta un celo corto al anochecer, terminará la fase receptiva al amanecer del día siguiente, y no será detectada en celo. Esta es una de las causas de anestro aparente.

De acuerdo con lo anterior, para detectar el 90 % de los celos del hato se requiere de una observación cuidadosa en las primeras horas de la mañana y en las últimas horas de la tarde.

Expresividad del síndrome celo

La ausencia de un macho como estímulo biológico puede provocar una incompleta o inadecuada expresión de los síntomas clínicos y síquicos del celo. Por ello, la inclusión de un toro vasectomizado o con el pene desviado en el hato como compañero social, puede influenciar en una satisfactoria expresión del estro. Además, las hembras limitan sus expresiones de celo cuando van a ser ordeñadas, cuando están comiendo, o cuando son movidas para la limpieza. Los pisos resbaladizos, los corrales encharcados y llenos de fango y otras situaciones de inseguridad al desplazamiento seguro de los animales, afectan la expresividad del reflejo del salto y el abrazo.

Por ello, los mejores momentos para el celaje son cuando las vacas son reunidas para ser trasladadas a la sala de ordeño, cuando están libres en el pastoreo paciendo o rumiando o cuando se trasladan a la sala de sombra.

Horas y duración del celaje

Como la longitud del 20 % de los celos pueden ser menores de 6 horas y como el celo comienza en cualquier momento del día, lo más conveniente es realizar tres observaciones al día: una a las 6-7:00 am, otra a la 1-2:00 pm y otra a las 5-6:00 pm. La duración de las observaciones no debe ser menor de 30 minutos ya que las vacas toleran ser montadas una vez cada 20 minutos como promedio.

La detección del celo requiere sin exclusión:

A) Una persona entrenada y apta para distinguir los diferentes síntomas del celo y, además, los síntomas del proestro y del metaestro temprano.

B) Que esa persona disponga del tiempo suficiente para realizar la observación del rebaño, por lo menos dos veces al día.

C) Que disponga de medios auxiliares adecuados para la detección del celo.

a) Debido a que los principales signos externos del celo en los bovinos son distinguibles, muchos creen que cualquier vaquero puede ser vigilante de celos. Tal vez por eso, en las empresas pecuarias del país se descuida la práctica de entrenar al personal de vaquería en la técnica de la detección del celo, que como se ha visto, no es tan sencilla como parece. Es recomendable que el personal técnico y profesional que atiende las unidades asuma este entrenamiento, pues son los más capacitados para hacerlo.

b) Cuando los rebaños lecheros son muy grandes, los vaqueros pierden contacto con las vacas y se hace muy difícil la identificación de las hembras en celo. En estos casos está indicado que se nombre a un hombre, especialmente dedicado a la detección del celo de las hembras vacías y que reciba el entrenamiento adecuado.

Si los rebaños son de 25 a 50 vacas, no se justifica pagar a un hombre para vigilarles el celo, pero entonces se hace necesario que el personal de la vaquería asuma, la vigilancia de las vacas vacías, por lo menos dos veces al día, durante 30 minutos, como ya se ha explicado.

c) Se han utilizado diferentes medios auxiliares para detectar el celo, pero los más efectivos han sido los propios toros, preparados quirúrgicamente.

En este capítulo mencionaremos las dos que mejores resultados han mostrado en la práctica:

1) La vasectomía

Se basa en sección quirúrgica de cada uno de los conductos deferentes, que corren por los cordones espermáticos a la salida de los testículos del toro. Produce la esterilidad, con la ventaja de que el animal conserva plenamente los reflejos sexuales primarios.

La intervención quirúrgica es sencilla, rápida y requiere de pocos materiales y medicamentos para realizarla. El postoperatorio dura solamente 3-4 semanas.

2) Desviación quirúrgica del pene

Esta es la técnica que se ha venido utilizando en Cuba por muchos años y ha permitido, junto con la inseminación artificial, mantener al país casi libre de enfermedades venéreas.

Consiste en la desviación quirúrgica del pene y el prepucio en un ángulo de 45 a 50 grados de su posición original. El animal ejecuta el salto, pero no puede introducir el pene en la vagina.

Para minimizar los riesgos de complicaciones postoperatorias y muertes, estas desviaciones se realizan en añojos de 200 a 300 kg, que tengan el prepucio corto.

Estos añojos con el pene desviado se mantienen separados de las hembras hasta que alcancen la madurez sexual y sean aceptados por el rebaño como toros y actúen como auxiliares del hombre celador.

El trasplante del prepucio y pene es una operación laboriosa y relativamente costosa ya que requiere la utilización de sedantes, anestesia local, material quirúrgico, antibióticos y cuidados postoperatorios; tal vez por estas razones no se ha extendido internacionalmente.

Con los materiales que se necesitan para hacer una desviación de pene se pueden hacer cerca de 15 vasectomías. Sin embargo, la desviación del pene es el procedimiento más seguro para erradicar las enfermedades venéreas, puesto que no hay penetración peneana.

Selección y manejo de los toros celadores

La principal misión de un toro celador es la de reconocer las hembras en celo y tratar de montarlas, por ello, antes de ser incorporado al rebaño debe comprobarse su desempeño sexual ante la hembra y cumplir una serie de requisitos importantes. Ejemplo: debe haber alcanzado como mínimo una masa corporal de 400 kg y una talla aproximadamente igual a la de las hembras que va a detectar. De lo contrario se convertirá en un elemento subordinado dentro del grupo social del rebaño. De ahí que los añojos o novillos recién operados no deban ser incorporados a los hatos hasta que no alcancen la masa corporal señalada.

Puesto delante de una hembra en celo, el toro debe mostrarse activo, con acciones repetidas de acercamiento, salto y abrazo. Si se comprueban signos de semi-frigidez o frigidez, (escasa virilidad, apatía sexual), el toro debe ser rechazado como celador, o eliminado si ya había sido incorporado como tal.

Con respecto a este importante aspecto aclaro que no deben seleccionarse machos *Bos indicus* como celadores debido a que tienen el prepucio muy péndulo y largo y un tiempo de reacción muy lento. En cambio, los machos *Bos taurus* de razas lecheras y sus mestizos con *Bos indicus*, son más ardientes.

Después del último celaje de la tarde es conveniente separar los toros de las hembras, para que no se agoten saltando inútilmente durante la noche. Cada vaca detectada en celo deberá ser marcada y conducida al cuartón de celaje.

Uso del toro celador para identificarla fase receptiva del celo

En el trabajo de rutina, el técnico inseminador no dispone de ningún procedimiento clínico objetivo que le permita determinar el momento más adecuado para efectuar la I.A. Por ello debe auxiliarse del toro celador para comprobar si la hembra está en la fase receptiva del celo. Si una hembra se detecta en celo por la mañana temprana y manifiesta el reflejo de tolerancia, debe ser inseminada esa misma mañana. Si en horas de la tarde todavía se deja montar, debe practicársele un segundo servicio. Si el celo se detecta en las horas de la mañana, lo más probable es que la fase receptiva se presente por la tarde.

La comprobación de este hecho se debe hacer con el toro celador. Esta simple medida de utilizar a los toros celadores para la comprobación del reflejo de tolerancia puede contribuir a elevar la tasa de fertilidad de las hembras, reducir el número de servicios para obtener una fecundación y hacer más económica la explotación bovina.

Razones para utilizar el doble servicio

Cuando existe un buen trabajo de detección de celo y se utiliza al toro para comprobar el reflejo de tolerancia, al técnico inseminador le basta emplear un solo servicio para alcanzar una tasa de fertilidad aceptable.

Si se confrontan dificultades con la detección del celo y se sospeche que han transcurrido algunas horas desde su comienzo, (celo nocturno), es lógico que los mejores resultados se obtengan cuando se aplica un primer servicio tan pronto como el animal es detectado en celo y un segundo 4 a 6 horas más tarde. Esto es particularmente cierto en los celos observados por la mañana.

Si la hembra se detecta en celo por la tarde, debe recibir el primer servicio en las últimas horas de la tarde y en las primeras horas de la mañana del día siguiente. Una vaca con un celo prolongado puede requerir un tercer servicio.

Diagnóstico clínico de la gestación

La comprobación del estado de preñez es esencial para el buen manejo reproductivo del rebaño. Aunque se pueden utilizar varios métodos, discutiremos aquí solo los utilizados más comúnmente en la ganadería.

La tasa de no retorno

Está basado en que el ciclo sexual del ganado vacuno es de tipo continuo. Si se inseminan varias vacas y no retorna al estro después de los 18-21 días, se supone que están preñadas. Pero esta suposición no es exacta ya que, algunas de ella pueden no estarlo. Por otra parte, hasta un 7 % de las vacas puede presentar celo durante el primer tercio de la preñez. Por estas razones la prueba del no retorno al celo, no es un método diagnóstico confiable.

Palpación rectal

Es el método más económico, rápido y seguro para realizar el diagnóstico de la gestación, aun en fases muy precoces. La palpación rectal del útero y de su contenido, es un buen método clínico para calcular la edad de la gestación.

Los elementos que se utilizan para reconocer el estado de preñez mediante la exploración rectal son:

1- Presencia de un cuerpo lúteo bien desarrollado en uno de los ovarios.
2- Situación, retractilidad y peso del útero.
3- Asimetría, consistencia y fluctuación de los cuernos uterinos.
4- Presencia de las membranas fetales.
 a) Palpación de la vesícula amniótica.
 b) Palpación de los vasos del alantocorion (doble pared).
5- Palpación de partes del feto.

6- Presencia de los placentomas.

7- Hipertrofia y frémito de la arteria uterina media.

Diagnóstico precoz

El mejor momento para diagnosticar con seguridad la preñez, es al término de la 5th semana en la novilla y la 6ta en la vaca. La asimetría se reconoce porque uno de los cuernos está más desarrollado, lleno de líquido, con su pared más adelgazada y contiene el saco amniótico, que se puede palpar como una vesícula turgente de 1 a 1,5 cm de diámetro, que flota en el líquido alantoideo.

Al término de la 6ta semana, la asimetría se encuentra más desarrollada, el cuerno lleno de líquido y dilatado. Los líquidos y membranas fetales penetran más en la parte caudal del cuerno y en el cuerpo, facilitando así la palpación de la doble pared. El cuerno gestante tiene un diámetro promedio de 4-6 cm y el saco amniótico 2-3 cm.

Diagnóstico medio

Al final de la 7ma semana, el cuerno gestante tiene 5-7 cm y la asimetría es muy marcada. El útero llena la pelvis y se desplaza un poco hacia la cavidad abdominal. Se detecta claramente la fluctuación, asimetría y doble pared en todo el cuerno gestante. El cuerpo uterino se va dilatando en forma de campana. El saco amniótico tiene el tamaño de un huevo de guinea y va perdiendo poco a poco su turgencia.

Al final de la 8va semana, el útero asimétrico se puede retraer hacia la cavidad pelviana, hay fluctuación, se palpan los vasos del alantocorion como doble pared, pero no se puede diferenciar el saco amniótico. En su lugar se puede palpar el feto entre los dedos, el cual en ese momento alcanza 5-8 cm de largo. La arteria uterina media ha aumentado un poco su tamaño, pero no tiene frémito.

Recuérdese que, frémito es la vibración pulsátil que se percibe cuando se toma entre los dedos la arteria uterina media o unas de sus ramas.

En la preñez de tres meses los cambios del útero son fácilmente distinguibles. El útero se desplaza hacia la cavidad abdominal. A los 70 días ya el útero no es retráctil. Entre la 9na y la 10ma semanas, el útero gestante tiene el grosor de un antebrazo (8-12 cm). Al palpar la fina pared uterina se descubren placentomas del tamaño de un frijol negro. Si se hace la vibración del útero se sienten el contacto del feto por rebote.

Entre la 11na y 12ma semanas, el cuerno gestante se hunde hacia la cavidad abdominal y alcanza un volumen mayor de un brazo humano. Los placentomas se palpan de 1,5 x 0,5 cm y el hacer el balotaje se percibe el feto contra la mano. Al final del 3er mes, la arteria uterina alcanza los 0,5-0,7 cm de diámetro, se ondula en el ligamento ancho y trasmite el frémito arterial intermitentemente. Aparecen todos los signos de gestación ya descritos.

Diagnóstico tardío

En el cuarto mes de la gestación todo el útero desciende a la cavidad abdominal, arrastra el cérvix y prolonga la cavidad vaginal, de modo que, en las vacas de gran tamaño, es posible palpar solamente el cuello y el cuerpo del útero dilatado. La pared del útero es muy fina y los placentomas alcanzan el tamaño de un frijol grande al de una nuez (1,5 x 2,5 cm). La arteria uterina media alcanza el grosor de un lápiz y presenta frémito.

El quinto mes de la gestación se parece mucho al anterior, pero el útero es muy difícil de palpar. La preñez se comprueba por la prolongación de la vagina, la imposibilidad de palpar el útero y por el cambio de calibre de la arteria uterina media, que alcanza el grosor del dedo meñique (0,7-0,9 cm), con el típico frémito gestacional. Al sexto mes de preñez se produce una situación semejante y es difícil diferenciarlo del quinto.

Las gestaciones de finales del cuarto mes hasta el sexto son las más difíciles de diagnosticar y las que más se prestan a confusiones puesto que, el útero y su contenido se hunden profundamente en la cavidad abdominal, lejos de la mano del operador, que no puede palpar nada, excepto la hipertrofia de la arteria uterina media, con su fuerte vibración arterial. Para un conocedor, estos signos son una clara evidencia de una gestación avanzada.

Durante el séptimo mes, el útero empieza a regresar hacia la cavidad pelviana. Al introducir la mano en el recto se palpa el feto con facilidad. En los últimos dos meses de gestación el feto se palpa en la cavidad pelviana.

Los signos más inequívocos para la comprobación de la gestación son:
a) Presencia del saco amniótico
b) Presencia de la doble pared o de los vasos alantoideos
c) Presencia del feto
d) Presencia de los placentomas

El hallazgo clínico de cada uno de estos signos es suficiente para comprobar la gestación. En caso de dudas, es preferible repetir el diagnóstico una a dos semanas más tarde. Para el personal no muy calificado el mejor momento para realizar el diagnóstico de gestación es el de 12 semanas ya que en este tiempo están presentes casi todos los signos posibles para identificar una gestación.

El reconocimiento, por palpación rectal, de los signos descritos anteriormente y que acompañan los diferentes estadios de gravidez, puede ser relativamente fáciles para aquellos que tienen experiencia en la palpación de úteros no grávidos. Por ello, el primer requisito para aprender a diagnosticar la gestación por vía rectal es saber localizar e identificar los órganos genitales internos de vacas y novillas no grávidas.

Diagnóstico ecográfico o ultrasonográfico

Los equipos de ultrasonografía están compuestos por una consola (monitor, teclados, comandos y mecanismos que transforman las señales eléctricas en imágenes) y un transductor o sonda (integrado por cristales piezoeléctricos capaces de vibrar por los impulsos eléctricos que recibe y transmitir ondas sonoras) que se pone en contacto directo con el animal, con el cual el operador logra que se visualicen en la consola órganos accesibles previamente sólo a través de la palpación.

Conceptos básicos de la ultrasonografía

La ultrasonografía utiliza ondas sonoras de alta frecuencia (20 Mega Hertz (Mhz), 1 Mhz equivale a 1 000 000 de ondas sonoras por minuto, por encima del sonido capaz de escuchar el ser humano).

Cuando la onda de Ultrasonido interactúa con los tejidos se producen diferentes procesos físicos: Transmisión, Reflexión, Refracción, Dispersión, Absorción y Atenuación.

Los pulsos de ultrasonido (US) reflejados detectados por el transductor necesitan su amplificación por el equipo (consola), toda esta información es almacenada por una computadora y mostrada en el televisor (monitor).

Términos que se utilizan en las descripciones ecográficas

- **Ventana acústica:** Se trata de un tejido o estructura que ofrece poco obstáculo a la penetración de las ondas sonoras, y por tanto pueden servir como vía para obtener imágenes de estructuras profundas Ej. la vejiga llena de orina permite ver mejor las estructuras pélvicas.

- **Anecogénica:** Se trata de estructuras sin ecos, o libres de ecos (Ej. líquidos).

- **Hiperecogénico o hiperecoico:** Se trata de tejidos que provocan ecos más brillantes que los tejidos vecinos, por ejemplo, huesos, grasa perirenal, etc.

- **Hipoecogénico (hipoecoico):** Se trata de tejidos que provocan una reducción de la intensidad de los ecos, cuando se comparan con los tejidos vecinos, como sucede con los ganglios, algunos tumores y el líquido.

- **Impedancia acústica:** Es la resistencia ofrecida por los tejidos al movimiento de las partículas causado por las ondas ultrasónicas. Es igual al producto de la densidad del tejido y la velocidad de la onda de ultrasonido en el tejido.

Vías utilizadas para el estudio

Vía Transvaginal: Se ha utilizado preferiblemente en las especies mayores (bovinos, búfalos y equinos. El transductor se introduce hacia el fondo de la vagina a un lado del cérvix, manipulando con la otra mano por vía trans-rectal el órgano deseado (preferentemente ovarios), llevándolos al extremo libre del transductor. Se utiliza frecuentemente en estudios ginecológicos, de dinámica folicular (oleadas de crecimiento folicular) y en aspiraciones foliculares (punciones).

Vía transrectal: En el caso de los bovinos, búfalos y equinos se introduce la mano por el recto que contiene el transductor entre los dedos y se procede a localizar la estructura deseada (útero, ovarios, etc.). Se recomienda para realizar el diagnóstico precoz de gestación, así como sexado, determinación de la edad gestacional y viabilidad de los fetos. En el caso de los ovinos y caprinos solo se introduce el transductor manipulado con el dedo índice a través del recto.

Vía transabdominal: Se utiliza fundamentalmente para el diagnóstico de gestación en los ovinos y caprinos, así como para la detección del número de fetos en estas especies. Esta técnica se utiliza también en la cerda y en animales menores para el diagnóstico de gestación, así como para el diagnóstico de diferentes enfermedades genitales (Ej. en perros).

Dentro de las principales aplicaciones de la ultrasonografía en la reproducción se encuentran: Morfología ultrasonográfica del ovario, ovulación, dinámica del crecimiento folicular, morfología del cuerpo lúteo, dinámica y morfología del útero, diagnósticos anatomopatológicos del tracto genital (piometra, metritis, salpingitis, hidrosalpinge, etc.).

Diagnóstico precoz de la gestación

Una de las aplicaciones más difundidas en el campo de la reproducción lo constituye el diagnóstico precoz de la gestación en diferentes especies (bovinos, búfalos, equinos, porcinos, ovinos y caprinos, etc.). De forma general se acepta que después del día 23 en el bovino, 15 en el equino, 19 en ovinos y 25 en caprinos, es posible realizar el diagnóstico precoz de gestación con una eficiencia cercana al 100 %.

Examen ecográfico transrectal en vacas

En la vaca, no es recomendable la evacuación del recto, ya que la mayor flacidez de sus paredes, permiten que muchas veces se introduzca aire, y eso complica una correcta manipulación y visión de los órganos a estudiar.

Conviene realizar la manipulación simultánea del transductor y tracto genital, posicionándolos de acuerdo con la estructura que se busca estudiar.

Es muy importante tener presente que, antes de iniciarse en trabajos con el ecógrafo, el médico veterinario debe tener mucha práctica en la exploración rectal por palpación, ya que ambas técnicas funcionan como una simbiosis, y se complementan para llegar a lograr un buen resultado final. Se dice que, en la rutina de la manipulación con el ecógrafo, se requiere de "manos extra" y organización.

Si bien el diagnóstico ecográfico es sólo de dos a tres semanas más precoz que el tacto rectal, se trata de una técnica más rápida, más objetiva y permite realizar diagnósticos clínicos más certeros (muerte embrionaria temprana, metritis, piometra, fetos macerados o momificados, etc.).

El transductor de elección es el transrectal y lineal de doble frecuencia (de 5-7.5 MHz o de 6-8 MHz), ya que es muy pequeño y se puede maniobrar con facilidad, con una buena superficie de contacto (7 cm).

El diagnóstico precoz de gestación en la vaca se puede realizar a partir del día 25 post-servicio. El examen ecográfico transrectal entre los días 26 y 33, tiene una sensibilidad del 97 % y una especificidad del 87 %. En esta etapa, el embrión mide 1 cm aproximadamente. Ya para el día 40, se pueden diferenciar estructuras como la cabeza, grupa, miembros y el cordón umbilical.

Otras aplicaciones del ecógrafo o ultrasonido

La ultrasonografía o ultrasonido es una técnica mediante la cual se puede optimizar y mejorar la evaluación de eventos reproductivos en animales de interés productivo.

Todos los procesos reproductivos pueden ser monitoreados mediante la ecografía, desde la dinámica de las ondas foliculares, la determinación de la ovulación, el diagnóstico de enfermedades ováricas y uterinas, la detección temprana del embarazo y del sexo del feto, así como las pérdidas embrionarias tempranas.

Se debe utilizar luego de tener muy buena práctica en la palpación rectal, realizando un buen entrenamiento en el manejo y cuidados del equipo, así como en la interpretación de las imágenes, para lograr así, el mejor aprovechamiento de esta tecnología.

Esta es una herramienta muy útil, tanto para el trabajo en condiciones de producción, como para trabajos de investigación y docencia.

Capítulo 5

Trastornos funcionales del ciclo estral

Contenido:
Introducción. Anestro postparto. Anestro funcional. Factores zootécnicos negativos asociados al anestro funcional. Ciclos anestrales. Ciclos estrales irregulares. Enfermedad quística del ovario. La vaca repetidora de servicios.

Introducción

La infertilidad puede ser un problema serio en la ganadería, especialmente para las vacas lecheras altamente productoras. Durante el periodo posparto, las vacas deben tener una rápida y favorable involución del útero y reanudar normalmente la actividad ovárica, seguido de una precisa detección de celo con una alta tasa de concepción después de la monta o la I. A. Todo esto debe ocurrir, aunque la vaca produzca una gran cantidad de leche, se encuentre en el postparto temprano y tenga un balance energético negativo. Por todas esas razones, no es una sorpresa que los trastornos reproductivos sean un problema común. Su diagnóstico temprano y el tratamiento adecuado son necesarios para lograr y mantener una buena fertilidad en el rebaño.

Los trastornos reproductivos que más afectan a las vacas lecheras pueden dividirse en los siguientes grupos:

I. Las vacas no son observadas en celo

II. Las vacas repiten los servicios

III. Los intervalos del ciclo estral son irregulares

Anestro postparto

En el ganado bovino normalmente se presenta, después del parto, un período anovulatorio de duración variable, debido a que la hipófisis no es sensible a la acción de la GnRH. Los pulsos de LH son infrecuentes y son mínimas las cantidades de estrógenos y progesterona producidas por los ovarios.

La duración del intervalo parto primera cubrición o inseminación varia grandemente y depende de la raza, nivel nutricional, rendimiento lechero, estación del año y del sistema de crianza del ternero.

En rebaños con un nivel nutricional medio, la mayoría de las vacas de razas lecheras europeas presentan un IPPI de 60-70 días y en las vacas mestizas de 70-90 días. Las vacas cebú de cría en sistema de manejo extensivo, tienen un IPPI que oscila entre 160-180 días. Este largo período de anestro postparto es típico del ganado de razas de carne que amamanta al ternero.

Anestro funcional

El anestro funcional es la prolongación del anestro postparto, debido a las sobrecargas endógenas no corregidas (lactación con bajo nivel nutricional), que se acentúan después del parto, pero puede manifestarse también en novillas con retardo puberal. La palabra "funcional" la utilizo para designar un estado alterativo transitorio, producido por desajustes endocrinos ante situaciones de estrés, que es susceptible de desaparecer rápida y totalmente. Esta definición es útil para comprender que el anestro funcional no es una enfermedad, sino una consecuencia de acciones zootécnicas inadecuadas.

Acciones zootécnicas asociadas al anestro funcional

Las deficiencias alimentarias son los factores más importantes que condicionan la inactividad ovárica. En ganadería tropical, el suministro de nutrientes varía considerablemente entre las épocas del año, de tal manera que durante la época de sequía existe un considerable déficit de alimento, para suplir los requerimientos del animal. El aporte limitado de energía en la dieta influencia la función ovárica en novillas pre y postparto, tanto por la reducción del diámetro folicular, como por la disminución de la persistencia del folículo dominante y la demora en el inicio del crecimiento de los folículos de gran talla.

La restricción prolongada de la energía dietética resulta en el cese de los ciclos estrales en vacas y novillas. Se ha observado una reducción de 2,1 mm en el diámetro folicular máximo y de 50 horas de persistencia del folículo dominante en dos grupos de novillas *Bos taurus* alimentadas con diferentes raciones y que difirieron 38 kg en sus pesos vivos. Las novillas pre-púberes alimentadas para obtener una ganancia de 0,3 kg/d tuvieron un diámetro folicular menor, que aquellas alimentadas para ganar 0,9 kg/d.

La disminución gradual de la masa corporal conducente al anestro nutricional se acompaña de un decrecimiento paulatino del diámetro folicular de 0,3 mm de diámetro y 6 horas de persistencia folicular por cada 10 kg de reducción de masa corporal.

Evolución de los ovarios durante el anestro

Los patrones de crecimiento folicular posterior al parto varían de un animal a otro. Algunas vacas tienen ovarios relativamente inactivos, donde el crecimiento folicular no excede el diámetro de 10 mm, mientras que otras presentan folículos de más de 10 mm, entre los 10 y 15 días después del parto. La insuficiente secreción de LH, provocada por el estrés nutricional, suprime la funcionalidad ovárica. Es importante hacer una distinción entre un ovario inactivo anovulatorio y un ovario activo en el cual el folículo dominante se desarrolla, pero no ovula.

Este último caso se observa en el ganado cebú que amamanta a sus crías, donde ocurren las ondas foliculares, pero la ovulación no, debido a la inhibición del pico de LH, por el estímulo del amamantamiento.

Las variaciones de la morfología ovárica durante el anestro indican que los ovarios inactivos, reducen su volumen por el escaso o nulo crecimiento folicular, pero los folículos primordiales y primarios, que constituyen la unidad funcional de las gónadas, no se modifican en tamaño. Por ello, no se puede decir que los ovarios pequeños que se observan en algunas vacas cebú con anestro funcional son ovarios atrofiados. (Ver Cap. 4).

Diagnóstico

El diagnóstico del anestro funcional se basa en los síntomas clínicos y en la evaluación zootécnica integral de la unidad. El principal síntoma es la baja frecuencia de celos observados en el rebaño, tanto de vacas como de novillas en edad puberal.

Para realizar el diagnostico con efectividad, recomiendo seguir el siguiente orden:

Primero. Realizar un estudio del desempeño reproductivo individual y obtener los indicadores reproductivos IPPI, IP, PA y el total de vacas vacías. Un porcentaje de 25 a 30 de hembras con más 90 días sin ser detectadas en celo indica la existencia de anestro.

Segundo. Hacer un examen del estado físico de las hembras del rebaño. Un 30 % o más de hembras enflaquecidas demuestran que la dieta recibida está por debajo de los requerimientos nutricionales. En las novillas, se debe indagar a qué peso y edad fueron incorporadas al rebaño y verificar su estado físico.

Tercero. Evaluar el comportamiento de la producción diaria de leche y examinar la cantidad y calidad de los alimentos que se les proporcionan a las vacas. Las vacas lecheras responden al estrés nutricional con la reducción del volumen de leche producida, junto con la disminución de la masa corporal. Se deberá evaluar no solo la cantidad de alimentos suministrados en la ración, sino su calidad.

Cuarto. Verificar, mediante la exploración rectal, la funcionalidad de los ovarios y el estado de los cuernos uterinos. En el anestro funcional, el útero se localiza en la cavidad pelviana o cerca de la cavidad abdominal, el cérvix está cerrado y los cuernos uterinos son simétricos y flácidos. Los ovarios tienen una consistencia duro-elástica; en otros se pueden palpar pequeños folículos y la consistencia se hace más elástica.

El signo inequívoco de anestro funcional es la ausencia de un cuerpo lúteo en los ovarios. En este punto enfatizo que, la funcionalidad ovárica completa se comprueba, únicamente, por la presencia o no de un cuerpo lúteo palpable.

Puede suceder que, dentro del grupo de hembras reportadas como anéstricas funcionales, aparezca alguna que tiene anestro provocado por otras causas: preñez, celos inobservados, feto momificado, piometra o hipoplasia ovárica. En todos esos procesos, excepto en la hipoplasia ovárica, podrá palparse un CL en cualquiera de sus ovarios que, con su secreción de progesterona, inhibe la ovulación.

Tratamiento

El tratamiento de cualquier afección o enfermedad debe estar dirigido a la causa primaria que la produce. En el caso del anestro funcional, se han cometido errores interpretativos de causa y efecto que desvirtúan la esencia del problema. Esto ha dado lugar a que, en las empresas pecuarias, se hayan utilizado esquemas terapéuticos hormonales para tratar un trastorno funcional provocado primariamente por el estrés nutricional del ganado. Con este proceder, se está combatiendo el efecto, pero no la causa que, en definitiva, es la más importante. Por otra parte, el anestro es un trastorno que afecta al colectivo del rebaño, lo que acarrea mayores gastos y trabajo. En verdad, el tratamiento hormonal solo estará justificado cuando algunas hembras se mantengan en anestro muchos días después de haber recuperado su masa corporal normal.

A continuación, les expongo los esquemas de tratamiento hormonales que mejores resultados han ofrecido en la práctica clínica.

Terapéutica hormonal para la inducción del celo

Para la inducción del celo se han ensayado numerosos procedimientos terapéuticos que incluyen la acupuntura, la homeopatía, masaje de los ovarios y útero y otros, con resultados cuestionables, inconsistentes y poco prácticos. Las mejores respuestas se han obtenido con la administración de hormonas exógenas estimuladoras.

Gonadotropina sérica (PMSG)

Se puede utilizar sola o después de la preparación previa con progesterona en solución oleosa.

Técnica

La preparación previa con progesterona se realiza mediante la inyección vía IM 50 mg de progesterona por tres veces con intervalos de 48 horas. Esto se hace para que la progesterona actúe reduciendo el umbral de respuesta a la gonadotropina coriónica sérica. Luego a las 48 horas del último tratamiento se inyectan 500 a 600 UI de PMSG vía IM. El 65 al 70 % de las hembras tratadas debe presentar el síndrome celo completo dentro de las 24 a 36 horas consecutivas al tratamiento. A veces 10-15 % de las hembras tratadas tienen respuesta ovárica, pero no manifiestan signos síquicos de celo.

Por esa razón está indicado inseminar también a las que no presenten celo, a las 24 y a las 36 horas del último tratamiento.

Gonadotropina coriónica humana o hCG

Técnica

Se puede utilizar, en combinación con la PMSG para asegurar la ovulación. La dosis requerida para la novilla es de 1 200 y de 1 500 UI en la vaca, vía IM. En la práctica la hCG no se utiliza para inducir el celo, por su alto coste.

Benzoato de estradiol (BE)

Técnica

Con dosis de 0.5 mg vía IM se puede inducir el celo en la vaca dentro de las 12 a 36 horas posteriores al tratamiento. En animales con buen estado corporal se puede alcanzar un 90 % de celos, con 30 % de ovulaciones. Por ese motivo se recomienda inseminar a las hembras tratadas a partir del segundo celo espontáneo.

Ciclos anestrales

El ciclo anestral es aquel en que la vaca tiene una funcionalidad ovárica normal, pero hay ausencia o disminución de los signos externos de celo; es decir, hay ovulación, pero no hay expresividad del síndrome celo. Este tipo de celo silencioso suele aparecer en los primeros calores después del parto, sobre todo, en vacas de razas lecheras que han permanecido estabuladas durante algún tiempo.

Síntomas y diagnóstico

El celo silencioso y el anestro postparto pueden ser confundidos ya que la hembra no expresa los síntomas externos del celo. Un elemento importante es que el celo silencioso suele presentarse en los primeros calores de vacas lecheras estabuladas. Esto es, entre los 25 a 45 días postparto. El diagnóstico definitivo se basará en la exploración rectal para descubrir la presencia de un CL de ciclo en uno de los ovarios.

Pero la principal dificultad está en dilucidar si se trata de celos cortos o celos no detectados por deficiente observación. En el ámbito de la ganadería se han cometido muchos errores diagnósticos al confundirse el anestro funcional con el celo silencioso. Esto se produce cuando no se tiene en cuenta el tipo de animal, ni las condiciones de explotación y manejo.

Por otra parte, ocurre que algunos de los técnicos veterinarios e técnicos inseminadores no tienen habilidades en la palpación de los ovarios ni en el reconocimiento de los cuerpos lúteos.

Enfatizo que, la incidencia de celos silenciosos en las condiciones de explotación que prevalecen en la cría extensiva es muy poco probable, ya que no se practica la estabulación prolongada de los animales.

Ciclos estrales con intervalos irregulares

La longitud normal del ciclo estral es de 18-24 días. Los intervalos estrales más cortos o largos se consideran anormales durante el periodo reproductivo. Intervalos de 6 a 9 semanas son muy comunes en rebaños con deficiente detección del celo. La enfermedad quística del ovario y la mortalidad embrionaria son los más importantes agentes causales de los ciclos estrales irregulares. Los ciclos sexuales cortos del postparto temprano no son considerados como anormales.

Enfermedad quística del ovario

Los quistes ováricos se definen como grandes estructuras llenas de líquido en uno o ambos ovarios, que persisten por más de 40 días postpartum y se acompañan de un comportamiento anormal del ciclo sexual (celos con intervalos irregulares, hiperestro o anestro).

Etiopatogenia

Hay evidencias que indican una predisposición hereditaria al padecimiento de quistes ováricos en ciertas líneas genealógicas de vacas lecheras. También la incidencia de quistes es más alta en vacas altas productores de leche de 5-6 años y de 30-45 días postpartum. Esto coincide con el estrés máximo inducido por la secreción de leche. Se hipotetiza que el estrés de lactación interfiere la liberación de LH.

Algunos problemas puerperales tales como la retención de placenta, fiebre de la leche y la metritis se han asociados con el incremento de quistes ováricos. En el caso de las metritis, las endo y exotoxinas induce a altos niveles de cortisol que puede interferir con la onda preovulatoria de LH. Clínicamente se reconocen dos tipos de quistes, el folicular y el luteal:

Quistes foliculares

Estos se desarrollan a partir de folículos de De Graaf que fallaron para ovular (indehiscentes) y que se agrandan considerablemente al llenarse de líquido (< 2.5 cm de diámetro). Debo advertir que una gran proporción de quistes foliculares de ese tamaño se pueden encontrar en los ovarios de las vacas lecheras durante el periodo puerperal como una fase normal en el proceso fisiológico de restablecimiento de la actividad ovárica. Solo aquellos que persisten más allá de los 40 días postparto pueden considerarse como verdaderos quistes y requieren de algún tratamiento.

A la exploración rectal el quiste se palpa como un abultamiento fluctuante que sobresale del ovario, pero en ocasiones la gónada se torna en una bolsa quística de superficie lisa del tamaño de un huevo de paloma o de gallina.

Si el quiste es de pared muy delgada se rompe fácilmente al palparlo. Los de paredes más gruesas son túrgidos y resistentes a la palpación. (Fig. 5-1).

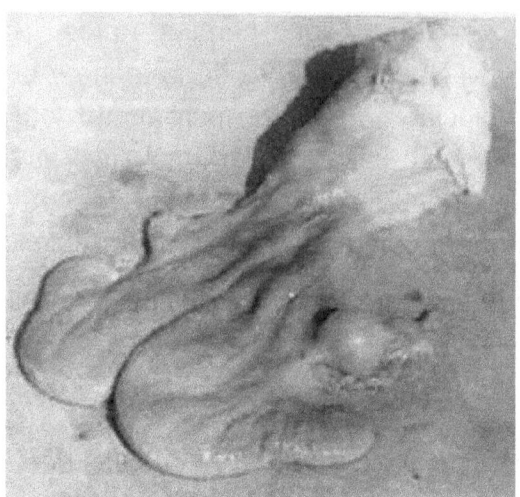

Fig. 5-1 Quiste folicular

Diagnóstico

Es importante ubicarse en el tipo de animal que compone el rebaño. Cuando se trata de vacas de medio a bajo rendimiento lechero, la probabilidad de aparición de este trastorno es baja.

El síntoma más llamativo de los quistes foliculares de pared tensa es el hiperestronismo. La vaca manifiesta signos de celo intenso que se prolonga por varios días. A la palpación rectal pueden encontrarse uno o varios quistes, en uno o en ambos ovarios.

El hiperestronismo de la enfermedad quística del ovario debe diferenciarse del de la ninfomanía, que es muy poco frecuente y tiene un origen extraovárico (glándulas adrenales).

El quiste folicular de pared flácida, por el contrario, cursa con anestro. A la palpación rectal, el útero muestra los signos inequívocos del anestro: cuello cerrado, cuernos flácidos.

En los ovarios se puede encontrar uno o varios quistes foliculares de pared muy delgada y sin turgencia, como un globo parcialmente lleno con agua. Este tipo de quiste a menudo se rompe solamente con palparlo.

Quistes luteales

Se forma a partir de un cuerpo lúteo desarrollado que, por razones desconocidas, se forma una cavidad dentro del tejido luteal y se llena de líquido que lo hace crecer dos a tres veces su tamaño normal. El quiste de CL produce progesterona y afecta la longitud del ciclo estral al inhibir el celo.

Debo decir que, en mi trabajo como Profesor de Ginecología veterinaria durante cinco décadas, encontré, en muchos casos, cuerpos lúteos normales, pero cavitarios llenos de un líquido claro y transparente, en ovarios de vacas procedentes de diferentes mataderos. Aclaro que la cavidad observada era pequeña. Este hecho ha sido observado también por medio de la ecografía ovárica realizada a diferentes vacas.

Diagnóstico diferencial

El quiste folicular tiene una pared delgada, es fluctuante a la palpación, mientras que el luteal tiene una capa más gruesa de tejido luteal en la pared del quiste, haciéndolo entonces más consistente a la presión. El quiste folicular tiende a ser múltiple, no así el luteal.

Clínicamente los quistes foliculares de pared tensa tienden a producir hiperestro, pero muchos de ellos cursan con anestro. Los quistes luteales son menos frecuentes y están asociados con el anestro; sin embargo, la diferenciación entre ambos quistes sobre la base del comportamiento sexual no es posible ya que algunos quistes foliculares de pared flácida cursan también con anestro.

El quiste luteal tiene la particularidad de que es único y es mucho menos frecuente. A la exploración rectal el quiste se palpa como una formación redondeada de cuatro o más cm de diámetro; tiene una consistencia más compacta que el quiste folicular por el mayor grosor de su pared, pero se puede notar cierta fluctuación del líquido que contiene. La ruptura manual de este quiste es más difícil y puede provocar lesiones en el tejido ovárico.

Tratamiento

La administración de GnRH es el tratamiento de elección. Esta hormona induce la luteinización de los quistes foliculares. En dependencia del tipo de quiste y posibilidad de la dosis de GnRH, algunos quistes foliculares pueden ser inducidos a romperse. Un 60-80 % de las vacas manifiestan celo entre los 18 y los 23 días después de la inyección de 250 mcg de GnRH, en dosis de 5 ml vía IM.

Las vacas que no hayan presentado celo dentro de los 25 días siguientes al tratamiento con GnRH o hCG deberán ser chequeadas y vueltas a tratar si es necesario.

La administración de 3 000 UI de hCG vía intravenosa es otra posibilidad. Una combinación de 3 000 IU de hCG y 125 mg de progesterona, simultáneamente por vía intravenosa lenta, ha sido efectiva para el tratamiento de los quistes foliculares que cursan con hiperestronismo.

El tratamiento más antiguo y menos caro es la ruptura manual del quiste folicular. Por vía rectal se fija el meso-ovario entre los dedos índice y medio y se aplica una presión moderada sobre el quiste, contra la palma de la mano, hasta que estalle. Esta presión debe hacerse con la yema de los dedos para evitar traumatismos.

El peligro potencial del traumatismo del ovario es que provoque hemorragias con las subsiguientes adherencias locales, esto no debe ser descartado, pero la ruptura manual es inocua, si se hace correctamente.

Este método debe sopesarse contra el costo de la terapia hormonal. Se reporta un 37 % a un 63 % de recuperación. Sin embargo, el quiste puede recidivar. Cuando se requiere una fuerza excesiva para romper el quiste, especialmente los luteales de pared gruesa, no se debe insistir en su ruptura manual.

La vaca repetidora de servicios

Definición

La repetición de servicios (RS) es la infertilidad de duración variable, que aparece en las vacas cíclicas, en las que su aparato genital es aparentemente normal y que, habiéndose inseminado con semen fértil, no conciben después de al menos, tres servicios sucesivos.

Debido a las múltiples causas que la produce y a las dificultades para identificarlas, algunos autores anglosajones la designan como *Esterilidad sine materia* o *Causa ignota*.

Causas de la repetición de servicios

Las causas de las RS pueden ser de tres tipos, biológicas, ambientales y biotecnológicas. La mayor parte de ellas pueden agruparse en: fallo de la ovulación, incluyendo el celo fraccionado, imposibilidad del encuentro entre zoospermos y óvulos después de la ovulación a causa de anomalías anatómicas, infecciones genitales subclínicas, transporte gamético inadecuado, asincronía entre inseminación y ovulación; fallo de la fecundación, fallo de la implantación y aborto. Como se puede apreciar, es casi imposible precisar las causas de un fallo en la concepción en casos individuales.

Causas biológicas y ambientales

En las condiciones de la ganadería tropical cubana, las repeticiones de servicios estuvieron focalizadas en los rebaños de raza Holstein, que era la raza lechera más extendida en el país. Además del factor genético, inciden en esta raza la alta producción de leche y la disfunción del cuerpo lúteo que provoca RS por la producción insuficiente de progesterona.

En un estudio efectuado en Sancti Spiritus, pudimos comprobar que el 54 % de las vacas repetidoras mostraron perfiles anormales de progesteronas sérica. Ninguna de las 35 vacas con disfunción luteal concibió, mientras que 25 de 30 vacas con perfiles normales de progesterona se gestaron.

Es muy probable que la disfunción hormonal estuviera asociada al estrés de calor ambiental que sufrieron las vacas Holstein durante la mayor parte del año.

Es de destacar que las novillas Holstein no resultaran afectadas por el síndrome RS y mantuvieran un potencial de fertilidad similar al de las novillas mestizas. De lo que se deduce que la producción láctea jugó un papel importante en la génesis de RS de esta raza.

Causas infecciosas

En algunos textos y artículos científicos todavía se afirma que las infecciones subclínicas latentes producidas por gérmenes inespecíficos perjudican a los gametos e incluso al propio embrión. Incluso recomiendan administrar soluciones de antibióticos por vía intrauterina, 24 horas después de la I.A. Sin embargo, de acuerdo con los conocimientos actuales esas afirmaciones son inconsistentes.

Nuestro colectivo pudo comprobar que, la flora bacteriológica de la vagina, cerviz y útero de vacas con repeticiones de servicios es idéntica a la de las vacas fértiles.

Además, los estudios histopatológicos que realizamos a los cortes de úteros procedentes de vacas repetidoras no revelaron alteraciones de ningún tipo, aun en aquellas que presentaban secreciones purulentas y muco-purulentas en el conducto en cérvicovaginal (Véase Cap. 6).

De acuerdo con esos resultados, la forma subclínica de endometritis catarral crónica que muchos autores han postulado como productora de infertilidad o infecundidad, no tiene sustentación científica alguna.

Factores biotecnológicos

Se puede afirmar que los factores biotecnológicos son los responsables de la mayoría de los casos de RS que se presentan en las vacas lecheras.

Estos factores incluyen errores en la aplicación de la técnica de la I.A., mala conservación del semen, inseminar en momentos inadecuados del celo, o sin estarlo, inseminar a las vacas durante el puerperio y otras.

Síntomas y patogenia

El síntoma más expresivo es la infertilidad de duración variable. Los intervalos entre montas o inseminaciones pueden tener la duración de un ciclo normal de 18-21 días, cuando no se produce la fertilización, pero generalmente suelen ser mayores de 24 días si se ha producido la mortalidad embrionaria (ME). Esta sobreviene durante las dos primeras fases del desarrollo del cigoto: durante el período ovular y durante el embrionario. La degeneración del cigoto representa la primera etapa de la ME precoz y en la cual la división de los blastómeros se realiza irregularmente.

La ME durante la organogénesis se desarrolla en los siguientes tiempos: reabsorción del líquido embrionario, descomposición del embrión y descomposición de las membranas fetales. En la vaca el embrión puede desaparecer mientras que las envolturas embrionarias y el cuerpo lúteo permanecen, lo cual tiene por consecuencia un anestro más o menos prolongado por el efecto de útero ocupado.

En un estudio efectuado para conocer la repetitividad de la RS en vacas Holstein y Siboney, comprobamos que la mayoría de las vacas tuvieron RS una sola vez en su vida reproductiva. El 9,5 % de las Holstein y el 5,3 % de las Siboney lo tuvieron tres veces en toda su vida.

Personalmente he observado vacas Holstein que han requerido hasta diez servicios por concepción y después de ese parto solamente uno. Estos hechos demuestran que la RS no es una condición que afecta a un animal determinado, sino que se presenta en cualquier animal predispuesto.

Cómo se diagnostica y trata la RS

Las causas de la RS no afectan por igual a todos los rebaños ni a todas las razas. Por ello el diagnóstico depende del tipo de animal considerado.

Vacas de biotipo lechero

Este tipo de ganado, que se caracteriza por su alto rendimiento lechero, tiene una reconocida predisposición a manifestar repeticiones de tres y más servicios.

Para el clínico es importante conocer si las repeticiones se deben a la infecundidad o a la infertilidad. Cuando hay fallos en la fecundación el intervalo entre inseminaciones es de 18-21 días y no altera la duración del ciclo normal. Esto permite razonar que las causas que están incidiendo son de naturaleza biotecnológica y actuar en consecuencia.

La incapacidad del cigoto para continuar creciendo y desarrollarse hasta constituirse en feto a término, constituye la infertilidad.

Cuando se produce la muerte del embrión precozmente, los intervalos entre inseminaciones tienden a sobrepasar los 24 días, a veces 40-45 días y más.

Vacas de biotipo cárnico y sus mestizas

En las vacas de este tipo, la frecuencia de RS de relativamente baja y cuando se produce se debe a errores técnicos de la I. A. o a mal manejo reproductivo.

Cómo reducir la RS en el ganado lechero

Se han ensayado una amplia variedad de tratamientos hormonales con el propósito de reducir la incidencia de RS y acortar el IP; entre ellos la GnRH, la progesterona, hCG y el interferón recombinante α-1 (rIFN-α). Estos tratamientos, además de costosos, no han tenido la efectividad esperada.

Puesto que el estrés de calor ambiental es el agente causal que más incide en la RS de los rebaños tropicales, la alternativa para reducir su presencia es mejorar el microclima donde viven los animales y asegurarles una dieta balanceada durante todo el año. En muchas ocasiones es suficiente aplicar medidas correctivas en el manejo reproductivo del rebaño o en la técnica de la I.A. en su conjunto.

El médico veterinario o zootecnista debe valorar la situación reproductiva desde el punto de vista integral, que involucre los factores biológicos, ambientales y biotecnológicos y comenzar por este último que es más fácilmente detectable y medible.

Capítulo 6

Procesos inflamatorios del tracto genital

Contenido:
Mecanismo de defensa del útero. Fisiopatología del puerperio. Metritis. Endometritis subaguda. Piometra. La leucorrea vaginal de carácter no inflamatoria y su significación clínica. Cervicitis. Estenosis cervical. Vaginitis. Vulvitis y craurosis vulvar

....

Introducción

Normalmente el útero está protegido del medio externo por la vulva, el esfínter vestibular y el cérvix. Participan, además, otros mecanismos defensivos eficaces como los hormonales (estrógenos, oxitocina) enzimas, sistema retículo endotelial, que permiten la fecundación, el desarrollo y el nacimiento del feto, sin necesidad de la intervención del hombre. Sin embargo, por efecto de la selección genética, las vacas lecheras, particularmente las de alto rendimiento, se han vuelto más vulnerables a las condiciones del medio externo y a veces les fallan los mecanismos defensivos naturales, sobre todo, después del parto. La falta de higiene en la atención al parto, y los procedimientos obstétricos traumáticos, predisponen a las vacas a padecer de infecciones uterinas, que son más frecuentes en las razas lecheras, puesto que la producción de leche les crea un estado de menor resistencia.

En este capítulo se abordan los procesos inflamatorios del tracto genital que más incidencia han tenido en las condiciones del ecosistema tropical.

Mecanismo de defensa del útero

El útero de la vaca es un órgano que está histológicamente preparado contra los insultos que puedan afectarlo. Posee una estructura histológica con un alto poder de regeneración y de movilización de elementos defensivos provenientes del sistema retículo endotelial, mecanismos de autodepuración local, todo asociado al equilibrio endocrino, representado, sobre todo, por las secreciones de oxitocina, PGF2α y estrógenos. Bajo la influencia de los estrógenos, el útero posee un alto grado de actividad antimicrobiana, por lo que es altamente resistente a las infecciones durante la fase estrogénica.

La producción de anticuerpos locales y la fagocitosis vía opsoninas son mecanismos de defensa que limitan la duración de las infecciones uterinas. Las citoquinas también juegan papeles importantes como reguladores autocrinos y paracrinos, así como el interferón gamma, en el tracto reproductor.

El endometrio normal es capaz de montar una respuesta local ante la invasión de patógenos y mantenerlo en un ambiente estéril.

Para que se produzca la respuesta inmune, es necesario que estén presentes células para el reconocimiento del antígeno y que se presenten los linfocitos y los macrófagos inmuno-reguladores. Los linfocitos del endometrio son linfocitos intra-epiteliales con características funcionales similares a las del intestino. La progesterona inhibe la proliferación de linfocitos del endometrio y la contractibilidad del miometrio.

Fisiopatología del puerperio

El mecanismo encargado de la eliminación de los gérmenes del útero y la muerte de los leucocitos que migran es la fagocitosis, ayudado por la actividad de las contracciones uterinas, la eliminación del tejido caruncular, reabsorción y expulsión de los loquios contaminados. La flora normal actúa como defensa primaria del huésped por competición.

Fallos en el mecanismo de defensa pueden ser un factor importante en el desarrollo de las infecciones uterinas en el bovino y en el fallo de los agentes terapéuticos para eliminar dichas infecciones. Los traumas en el tracto genital por el efecto de la extracción de la placenta o por otros procedimientos obstétricos también deprimen la fagocitosis.

Algunas drogas antimicrobianas y los desinfectantes infundidos en el útero disminuyen el mecanismo de defensa uterina e irritan y denudan el endometrio.

Involución uterina

La involución uterina comienza con la reducción del tamaño del órgano por vasoconstricción y contracciones del miometrio. Durante los primeros 10 días la involución es relativamente lenta; del día 10 al 14 hay un marcado incremento de la tonicidad y de la reducción del tamaño del útero. A los 15 días se puede palpar el útero completamente y a los 20-30 días ha alcanzado su tamaño normal. El cuello uterino involuciona más lentamente y regresa a la normalidad después de los 40-50 días postparto.

Loquios

El día que sigue al parto el útero contiene aproximadamente 1,5 litros, después del 8vo día 0,5 litros; este fluido es seroso-sanguinolento, más tarde se torna más oscuro, con detritus celulares y olor a carne fresca. Después de una semana los loquios adquieren una consistencia más pastosa, parecida al pus.

Este material puede ser confundido con descargas purulentas. A los 12-14 días los loquios son más densos, escasos y de color chocolate. A partir de los 15-18 días son cristalinos, parecidos al moco estral y luego desaparecen casi completamente. Una evidencia clínica del progreso sin complicaciones de la involución uterina es los escases de secreciones y la ausencia de fetidez.

Retención de placenta (RP)

Alumbramiento es el término técnico que existe para designar el desprendimiento y la eliminación de las secundinas o membranas fetales. En la vaca, normalmente la placenta es expulsada dentro de las 6-8 horas después del parto. Se considera que hay retención de placenta cuando las secundinas no han sido eliminadas dentro de 24 horas postparto. La incidencia de la retención placentaria varía de 4 a 16%, pero puede ser mucho más alta en rebaños lecheros problemáticos.

Etiología y lesiones

La RP puede estar influenciada por múltiples factores, entre ellos, los genéticos, nutricionales, inmunológicos, infecciosos y mecánicos. Todos ellos son capaces de alterar el mecanismo de desprendimiento de las vellosidades coriales fijadas levemente a los cotiledones.

Las membranas fetales y sus líquidos, retenidas en el útero, son un caldo de cultivo excelente para el desarrollo de las bacterias saprofitas o ingresadas del exterior, durante el parto.

Se han identificado más de 30 especies diferentes de bacterias en la luz del útero durante el puerperio, siendo las más frecuentes: *Actinomyces pyogenes, Escherichia coli,* estreptococos y estafilococos.

Tanto los coliformes como los estreptococos son enterobacterias contaminantes, del tracto genital, probablemente no patógenas.

Los coliformes son frecuentemente aislados en el puerperio precoz, pero en menor escala en las retenciones de placenta y las metritis. En investigaciones realizadas por nuestro colectivo, comprobamos que la flora bacteriológica hallada en la vagina y en el útero de vacas recién paridas, vacías sanas y con repeticiones de servicios, correspondía a los gérmenes clasificados como patógenos facultativos y apatógenos. Los más aislados fueron: *E. coli, Micrococus aureus, Micrococus albus, estreptococos sp, Seudomona aureuginosa.* Sin embargo, A. *pyogenes* tuvo una baja incidencia.

En las condiciones de la ganadería tropical, los factores que más inciden en la aparición de la RP son la desnutrición durante la gestación y los trastornos asociados con el parto (partos distócicos, partos laboriosos), que tienden a producir hipotonía o atonía uterina secundaria por agotamiento del miometrio. Los partos laboriosos son más comunes en novillas y vacas Holstein debido a que paren terneros grandes.

Tratamiento

Los medicamentos administrados dentro del útero postparto son inefectivos debido a la naturaleza del ambiente intrauterino puerperal.

Por otra parte, las drogas que incrementan la motilidad uterina (oxitocina, ergonovina), han sido poco eficaces para la expulsión de las secundinas. Cuando las vacas tienen partos eutócicos o normales y están en buen estado de carnes, las RP son resueltas por el sistema defensivo del útero y no requieren tratamiento. Sin embargo, en todos los casos, el profesional debe de estar alerta sobre los cambios de conducta del animal y de los síntomas locales, especialmente la producción de loquios oscuros y fétidos. Si las membranas fetales cuelgan de la vulva, se puede ayudar mecánicamente a su desprendimiento, arrollando las membranas en una varilla de madera y halarlas hacia abajo, con cierta presión. Si las membranas no se desprenden por ese procedimiento, es mejor no forzarlas y dejar que se necrosen y se desprendan por sí mismas, dentro de los 7-10 días postparto. También se puede ayudar a la evacuación de los loquios, por compresión suave del útero, a través del recto.

Lo más conveniente es aplicar el método conservador que consiste en dejar que el proceso evolucione sin intervención local. Está contraindicada la manipulación vaginal e intrauterina y tratar de separar manualmente las membranas, puesto que esta operación produce traumatismos y hay peligro de exacerbar los procesos inflamatorios vaginales y uterinos latentes, por depresión de la fagocitosis uterina.

El objetivo del tratamiento ha de ser, prevenir los efectos adversos de una *metritis toxémica*, asociada a la RP. Por ello hay que dirigir la atención a aquellas vacas con RP que muestran signos de inapetencia, lasitud, fiebre (40-41°C), reducción de la secreción láctea, o mastitis, concomitantes a secreciones loquiales negruzcas, abundantes y fétidas. Con este cuadro clínico lo más indicado es aplicar un tratamiento parenteral inmediato con antibióticos de amplio espectro de acción, ya que existe riesgo de muerte por toxemia o bacteriemia. Cuando la vaca afectada claudica y cae en estado de postración, el pronóstico es muy grave y tiene muy pocas posibilidades de sobrevivir.

Inflamación aguda del útero

Según el curso y la gravedad del proceso, la inflamación aguda del útero se puede presentar de dos formas clínicas, la metritis toxémica y la metritis aguda.

Metritis aguda

La metritis es el proceso inflamatorio agudo y a veces sobreagudo, que afecta las tres capas que componen el útero, que son el perimetrio, la más externa, el mesometrio o capa media, formada por el estroma y el miometrio y el endometrio, la capa interna, formada por la mucosa uterina con sus glándulas.

Este trastorno se presenta en los primeros días que suceden al parto y salvo excepciones, está asociada a la retención de placenta. Suele aparecer después de partos distócicos en que se hayan ejecutado maniobras obstétricas, con lesiones del conducto blando del parto, que provocan la hipotonía uterina. Los microorganismos usualmente más involucrados en las *metritis agudas* son el *Actinomises pyogenes*, estreptococos del grupo C, estafilococos hemolíticos, bacterias anaerobias Gram, agentes coliformes y raramente *Clostridium*. Los gérmenes y sus toxinas son absorbidos a la circulación general, provocando el cuadro de septicemia, toxemia y en ocasiones piemia, o sea una toxiinfección. Puede existir un sinergismo patogénico entre *A. pyogenes* y *F. necrophorum,* para provocar un incremento en la severidad de las infecciones uterinas postparto, con el subsiguiente efecto alterativo sobre el retorno al estro y la concepción. Las vacas que no se recobran completamente de la infección de *A. pyogenes* dentro de los 40-50 días postparto, tienden a desarrollar una endometritis subaguda mucopurulenta o una piometra.

Síntomas

La inflamación del útero puede presentarse como una *metritis toxémica* grave, cuyos signos clínicos se manifiestan de uno a diez días después del parto y duran de dos a seis días.

Es característica una descarga vulvar acuosa, rojiza o achocolatada, extremadamente fétida, acompañada de inercia uterina y fiebre de hasta 41°C durante la primera fase de la enfermedad, hasta una temperatura subnormal, en animales próximos a la muerte.

En la septicemia aparecen síntomas de depresión general, anorexia, pulso rápido y débil (80-120 pulsaciones/min) y taquipnea. Se presenta paresia ruminal con deposición de heces duras o líquidas, negras, grasientas fétidas. Hay una marcada caída de la producción láctea, y una rápida pérdida de peso.

Al examen rectal el útero se muestra atónico y con paredes adelgazadas, por lo que la palpación debe realizarse suavemente. Las complicaciones son frecuentes, pudiendo producirse una peritonitis por extensión de la infección y una laminitis aguda que incapacita al animal para pararse y mantenerse en pie.

El pronóstico es de reservado a malo, a menos que se comience el tratamiento antes de que el útero esté muy dañado. Tiende a hacerse más grave cuando la respuesta al tratamiento falla y persisten las complicaciones como mastitis, laminitis y neumonía.

Tratamiento

Debe dirigirse a vencer los efectos de la septicemia y de la toxemia, lo antes posible. Administrar vía IM, en dosis de 20,000-25,000 IU/kg, penicilina G sódica, combinada con una misma dosis de penicilina procaínica, cada 12 horas.

Como tratamiento sintomático se administrará algún antihistamínico como la Piranisamina o Urtimina, en dosis de 1 mg/kg de peso. El tratamiento sistémico se mantendrá por 3-4 días hasta que mejore el estado general y el síndrome febril remita.

El drenaje del contenido uterino vía rectal, puede ser ventajoso, pero debe ser realizado suave y cuidadosamente ya que la manipulación del útero puerperal puede resultar en una bacteriemia.

Si el estado general del animal está muy afectado, con claudicación y peligro de muerte, lo mejor es emplear inyecciones intravasculares de novocaína, una forma de bloqueo neural sistémico más simple, que se utiliza en la terapia patogénica. Para ello se inyecta en la vena yugular de la vaca, una solución tibia de novocaína o lidocaína al 0,25 %, diluida en una solución isotónica de NaCl, en dosis de 0,5 ml/kg. Las inyecciones se repiten por varios días. En los primeros tres tratamientos debe combinarse con antibióticos y después cada dos días sin antibióticos. Ej. Un gramo de Estreptomicina con 3 millones UI de Penicilina disueltas en un volumen de 150 ml de una solución de novocaína o lidocaína al 0,25 %, durante los primeros tres días y después esa misma solución de novocaína en la misma dosis cada dos días, por dos veces.

Una alternativa más eficaz para estos casos es la aorta punción. Se preparan 100 ml de una solución de novocaína o lidocaína al 1 % y se le agregan 3 millones de UI de Penicilina o tres gramos de oxitetraciclina y se perfunden lentamente en la arteria aorta abdominal. Se repite la dosis al 2do o 3er día.

Este tratamiento tiene el inconveniente de que se requiere una aguja especial de 18 cm de longitud, con un mandril, para poder alcanzar y penetrar la arteria y un adecuado dominio de la técnica. Para más detalles consulte la Terapia Patogénica en el libro de Plajotin (1982).

Metritis supurativa aguda

Se presenta durante las primeras semanas del puerperio. A diferencia de la metritis toxémica, no se produce afectación del estado general del animal. El síntoma externo más evidente es la descarga vulvar mucopurulenta carmelita o gris, en ocasiones fétida. Más tarde, es usual que una descarga amarilla cremosa o gris proveniente del útero se adhiera maslo de la cola y a los alrededores de la vulva. Al examen rectal se aprecia un útero grande, engrosado y duro, que indica un retardo involutivo. Al examen vaginal se observa el cuello relajado, dilatado, hiperémico y una secreción mucopurulenta que emana por su luz.

Tratamiento

Es muy usual que la metritis supurativa aguda sea controlada por los mecanismos defensivos del útero y que remita sin necesidad de tratamiento; otras veces son atenuadas y pasan al estadio subagudo. Cuando son severas y con retardo apreciable del proceso involutivo uterino se requiere un tratamiento intravenoso o intra-arterial, tal y como fue descrito para las metritis toxémicas.

Endometritis subaguda y crónica

En este proceso solo está afectada la mucosa uterina o endometrio y en su mayoría son la consecuencia de una metritis supurativa aguda o de una vaginitis no curada.

Síntomas y lesiones

Los síntomas clínicos aparecen después de las tres semanas postparto con descargas mucopurulentas que se notan cuando las vacas se echan para rumiar o cuando se les examina la vagina con un espéculo. También se puede sospechar de endometritis supurativa subaguda, cuando se observen secreciones muco-purulentas, más o menos abundantes, mezcladas con el moco cérvicovaginal, durante el celo o en el momento de ser inseminadas. El ciclo estral suele tener una duración normal, pero se producen fallos en la concepción por mortalidad embrionaria precoz, que conduce a repeticiones de servicios.

La endometritis produce exudados purulentos y, además, fibrosis peri-glandular con infiltración leucocitaria y la subsiguiente degeneración glandular que modifican el medio uterino e impiden la nidación. Al examen rectal se puede palpar un útero insuficientemente involucionado, reconocible por estar agrandado, duro al tacto y de paredes gruesas de consistencia pastosa.

Al examen vaginoscopico, el cérvix puede estar hiperémico, agrandado, y se observan exudados mucopurulentos o purulentos en mayor o menor cuantía.

Diagnóstico

El diagnóstico clínico se basa en la anamnesis, principalmente lo ocurrido en el postparto reciente y en los síntomas clínicos externos e internos. En este punto enfatizo que, todo proceso inflamatorio evoluciona según los conocidos signos cardinales de la inflamación, que alteran con más o menos intensidad el órgano afectado. Si no hay signos clínicos observables, no se puede diagnosticar inflamación.

Como demostraré más adelante, la sola presencia de secreciones mucopurulentas o purulentas en la vagina no justifica el diagnóstico de endometritis subaguda, tal y como se ha venido haciendo hasta el presente.

Tratamiento

Debido a las confusiones existentes en cuanto al diagnóstico de las endometritis subagudas y a la sobrevaloración que se ha hecho de las descargas de secreciones mucopurulentas por la vagina, el tratamiento de este proceso es uno de los más abundantes y variados que se haya aplicado a enfermedad alguna en Cuba, con la particularidad de que todos parecieron ser eficaces.

La mayor parte de los autores concuerdan con que los antibióticos y otros productos pierden su efectividad cuando son perfundidos en los cuernos uterinos inflamados y que contienen exudados. Sin embargo, ellos continúan recomendando la vía intrauterina para los tratamientos de las endometritis subagudas.

Cuando estudiamos la flora bacteriológica de exudados provenientes de vacas con endometritis subaguda, pudimos comprobar que un alto porcentaje de ellas resultaban negativas al examen microbiológico. Esto significa que, en esos procesos el agente causal estaba atenuado o ausente. Por esa razón, lo más racional es lograr que el útero reactive su sistema defensivo deprimido y se produzca la regeneración del endometrio por los mecanismos naturales. No se debe soslayar que las vacas que paren en la crianza extensiva tienen baja incidencia de inflamaciones uterinas a pesar de que no recibir atención facultativa.

La reactivación del sistema defensivo del útero puede conseguirse atendiendo a la presencia o no del CL en sus ovarios. Si hay CL en un ovario, está indicada la inyección IM de un análogo de PG, en dosis luteolítica estándar. Si cursa con anestro sin CL, se debe inducir el celo con estrógenos sintéticos. En ambos casos lo que se busca es que el útero retorne a la fase folicular o estrogénica.

Recuerden que los estrógenos tienen actividad uterotónica y movilizadora de anticuerpos y de las células defensivas del sistema retículo endotelial local.

Si los cuernos no han involucionado suficientemente y contienen muchos exudados, se justifica, además, la perfusión intrauterina de una solución de Lugol al 1-2 %, inmediatamente después que la hembra haya presentado el celo.

El Lugol ejerce una acción irritativa ligera sobre el endometrio, con hiperemia lo que activa el sistema defensivo local.

Después de 30 días, se deberá comprobar la efectividad terapéutica de los medicamentos, mediante un examen rectal. Si los síntomas clínicos han remitido, las vacas pueden retornar al servicio de I.A. o a la monta natural.

Piometra

Desde el punto de vista patológico, la piometra es una endometritis supurativa crónica que se caracteriza por la acumulación progresiva de exudado purulento dentro de la cavidad uterina. Clínicamente cursa con anestro debido a la persistencia de un cuerpo lúteo en el ovario, por el efecto de útero ocupado. Su incidencia en el ganado vacuno cubano es baja.

Tiene la misma etiología que los procesos inflamatorios subagudos descritos con anterioridad; pero también se presenta, ocasionalmente, como consecuencias de la muerte y posterior maceración fetal en casos de tricomoniasis.

Se reconocen dos formas clínicas de piometra, la abierta y la cerrada.

Síntomas

El principal es el anestro. La vaca se comporta como si estuviera preñada. En la piometra cerrada el animal enflaquece y la piel se torna áspera, con el pelo erizado. En la piometra abierta, el cuello del útero está abierto y deja salir cantidades variables de exudados purulentos, observables cuando el animal se echa. En la piometra cerrada no hay expulsión de exudados.

Diagnóstico

Se basa en la anamnesis y en la sintomatología externa e interna. El anestro prolongado, la expulsión de secreciones purulentas al echarse, la presencia de un CL persistente en uno de sus ovarios y la ausencia de feto en un útero distendido con paredes delgadas y la inobservancia de frémitos arterial, sirven para confirmar el diagnóstico.

Tratamiento

Si la piometra es de poco volumen y de corta duración se puede obtener algún beneficio inyectando un análogo de PGF2α por vía IM, por ejemplo 50 mg de cloprostenol, para que se presente el celo y la apertura del cérvix que conduzca a la evacuación del pus intrauterino.

El efecto de evacuación del pus con este tratamiento alcanza el 90 %, si el cuerpo lúteo está presente y ocurre alrededor de 24 horas después de la inyección. Algunas vacas pueden necesitar varios tratamientos a intervalos de 10 a 14 días para evacuar el pus.

Si no hay CL persistente o no se detecta en los ovarios, se puede intentar la eliminación del pus con una inyección de 20-30 mg de Dietiletilbestrol o un miligramo de Benzoato de estradiol vía IM, para favorecer la contractilidad uterina.

Después que se consiga la evacuación total o parcial del exudado, perfundir 250-500 ml de solución Lugol al 1-2 %, dentro del útero. A las dos semanas evaluar el efecto del tratamiento y repetir la perfusión con Lugol, en caso necesario. Si la piometra es voluminosa y de larga duración, los daños degenerativos del endometrio son tan profundos que su regeneración es imposible y el animal no recuperará su fertilidad. En este caso se le aplica el tratamiento anteriormente descrito, para que evacue el contenido purulento del útero y alcance un buen estado nutricional, para luego ser enviado al matadero.

Los falsos exudados supurativos vaginales en el ganado vacuno y su significación clínica

El término leucorrea viene del griego "leucos, blanco y rrea, fluir o fluido": flujo blanquecino de las vías genitales femeninas. Técnicamente la leucorrea es un exudado. Este está compuesto de sustancias celulares y humorales, las cuales se acumulan en el área de la inflamación. La migración de sustancias celulares y humorales en un área de inflamación se conoce como exudación.

El exudado consiste en cinco componentes:
1- El irritante
2- Células del tejido lesionado
3- Leucocitos
4- Constituyentes del plasma (agua, proteínas, fibrina y anticuerpos)
5- Eritrocitos

La presencia de secreciones mucopurulentas y purulentas en vagina y útero ha estado asociada siempre a los procesos inflamatorios subagudos y crónicos de esos órganos. En casi todos los libros de Ginecología Veterinaria se describen tres grados de endometritis en correspondencia con el predominio del tipo de secreción en: catarral, catarral purulenta y purulenta.

En una Tesis de doctorado realizada en Cuba, se caracterizaron los exudados vaginales en dependencia de las formas que en se encontraba distribuido el pus, en forma de estrías, flóculos y se atribuyó a estos hallazgos, el diagnóstico de distintos grados de endometritis crónica en las vacas.

En un estudio realizado en 1975, como resultados del trabajo de la *Brigada Nacional de Reproducción,* se reportó un hallazgo del 25 % de vacas con endometritis crónica. Algunos científicos del *Centro de Investigaciones de Mejoramiento Animal* reportaron hallazgos similares en la provincia de La Habana, en 1980.

En el ejercicio de la práctica ginecológica durante cinco décadas, en trabajos investigativos y en la revisión de miles de órganos genitales de vacas y novillas procedentes de matadero para las prácticas docentes, me llamó la atención la presencia de secreciones mucopurulentas y purulentas en la vagina de novillas y vacas en diferentes estadios del ciclo estral, sin que tuvieran lesiones macroscópicas o signos que denotaran la presencia de lesiones inflamatorias de vagina o cuernos uterinos.

Esas observaciones me motivaron a demostrar la hipótesis de que la presencia de colecciones de exudados supurativos vaginales (leucorrea) no siempre era producto de procesos inflamatorios o infecciosos de la vagina o del útero.

Después de numerosas observaciones encontramos una frecuencia de colecciones de exudados supurativos en el 12 % de las novillas y del 20 % en las vacas. Solo el 6,3 % de los preparados histológicos de vaginas y el 8,8 % de los de útero presentaron lesiones microscópicas leves.

El pH de las secreciones vaginales fue de 6,9 y no se encontraron diferencias en el espectro electroforético de las moléculas proteicas o de los ácidos nucleicos, contenidas en las muestras leucorréicas y no leucorréicas. No se hallaron células inflamatorias en ninguno de los frotis teñidos.

Se comprobó que las especies bacterianas y de hongos aisladas de las mucosas de vaginas y cuernos uterinos de las vacas sin y con secreciones mucopurulentas y purulentas eran prácticamente las mismas, en presencia y frecuencia, que los gérmenes considerados patógenos facultativos (Ver Tabla 6-2).

Tabla 6-2 Examen microbiológico comparativo

Microorganismo	Sin falsos exudados				Con exudados			
	Vagina		Útero		Vagina		Útero	
	n	%	n	%	n	%	n	%
Escherichia coli	30	25,0	32	26,6	6	15,0	3	16,6
E. colivar. hemolítica	6	5,0	12	13,3	8	20,0	3	12,5
Klebsiella aerogenes	6	5,0	3	20,0	2	5,0	2	8,3
Protes vulgaris	3	2,5	-	-	-	-	-	-
Shigell adysenteriae	6	5,0	18	26,6	2	5,0	2	8,3
Haffnia sp.	-	-	-	-	3	7,5	4	16,6
Streptococcus sp.	12	10,0	-	-	-	-	-	-
Streptococcus ahemolitico	8	7,7	-	-	-	-	-	-
Streptococcus viridans	-	-	-	-	6	15,0	2	8,3
Streptococcus durans	-	-	-	-	2	5,0	-	-
Streptococcus faecalis	-	-	-	-	3	7,5	2	8,3
Staphylococcus epidermidis	24	20,5	-	-	4	10,0	3	12,5
Staphylococcus aureus	18	15,4	-	-	1	2,5	2	8,3
Staphylococcus citreus	-	-	-	-	3	7,5	2	8,3
Pasteurella hemolitica	6	5,0	12	13,3	-	-	-	-
Arcanobacterium pyogenes	3	2,5	6	6,6	4	10,0	1	4,1
Pseudomonas aeruqinosa	4	4,0	-	-	-	-	-	-
Sarcina lutea	18	15,4	-	-	2	5,0	-	-
Rhizopusrhiz odiformis	18	15,0	-	-	2	5,0	-	-
Candida albicans	9	8,0	-	-	3	7,5	-	-
Aspergillus fumigatus	6	5,0	-	-	-	-	-	-
Mucorr acemosus	6	5,0	-	-	-	-	-	-

Las enterobacterias, representaron cerca del 50 % de los aislamientos. Sin embargo, *A. pyogenes*, *S. viridans*, *S. epidermidis* y *S. aureus* (que son los agentes bacterianos considerados piógenos) estuvieron presentes solo en el 25 % de los aislamientos.

Las tasas de concepción obtenida en 150 novillas vírgenes y 474 vacas sin y con leucorrea fueron 79,8 % vs 81,8 % y 75,0 % vs 76,0 % para las novillas y las vacas respectivamente.

Esos resultados nos permitieron concluir que, las secreciones leucorréicas observadas *no son exudados*, sino secreciones mucosas modificadas que no tienen un origen inflamatorio ni infeccioso.

Puesto que en la literatura consultada en el ámbito nacional e internacional no se reporta la existencia de falsos exudados supurativos vaginales, los resultados obtenidos son un descubrimiento científico que pone en duda la alta incidencia de endometritis subaguda y crónica reportada en Cuba por algunos investigadores y permite comprender el porqué de la eficacia de los múltiples y a veces desconcertantes medios terapéuticos utilizados para tratar las "endometritis subagudas y crónicas".

Significación diagnóstica de los exudados vaginales

La presencia de seudo-exudados mucopurulentos o purulentos, más o menos abundantes en la vagina de novillas o vacas, en cualquier período del ciclo estral o en estado de preñez, no acompañadas de los signos clínicos de inflamación, (hiperemia, edema, erosiones de la mucosa) debe considerarse como falsos exudados supurativos vaginales, que son transitorios y no afectan la fertilidad ni la salud de las hembras que la presentan.

Cervicitis

El cérvix es considerado indebidamente, por algunos autores, como el espejo de la matriz. Un cuello inflamado, con exudados purulentos, puede indicar la existencia de una endometritis o una metritis, pero también puede coexistir con una vaginitis. Frecuentemente, las lesiones cervicales son de origen traumático, ocurridas durante el parto. Raramente la cervicitis es primaria o idiopática.

Al examen vaginal el cérvix se muestras hiperémico y algo edematoso, algunas veces está obstruido por una masa purulenta. Si hay vaginitis, la mucosa está hiperémica, congestionada, erosionada, con colecciones de exudados muco-purulentos o purulentos.

Diagnóstico y tratamiento

Después de la vaginoscopia se deberá comprobar el estado de los cuernos uterinos por vía rectal. Tener en cuenta la existencia de un parto reciente y los signos de inflamación de los cuernos uterinos. Si no hay modificación estructural palpable de los cuernos, debe descartarse la metritis crónica. En caso de una cervicovaginitis, el tratamiento a seguir es el que se indica para las vaginitis. Si hay metritis concomitante, se deberá aplicar el tratamiento para la metritis crónica.

Estenosis cervical

La estenosis y la obstrucción del canal cervical no congénitas son muy raras en el ganado vacuno. En el capítulo 4 explicamos que ni el agrandamiento ni el encorvamiento cervical en forma de U o S de las vacas *Bos indicus* o sus mestizas, afectan la permeabilidad de la luz cervical.

Vaginitis o colpitis

Las inflamaciones de la vagina, por su curso pueden ser agudas o subagudas y por su origen primarias o secundarias.

La vaginitis aguda primaria se produce como consecuencias de partos laboriosos, fetos grandes, tracciones inadecuadas del ternero en partos distócicos, que conducen a desgarramientos y heridas en la mucosa de la vagina y del cérvix.

Estas vaginitis traumáticas postparto, generalmente se resuelven por los sistemas autodefensivos del órgano, a no ser que las lesiones sean muy extensas.

La vaginitis primaria subaguda puede deberse a infecciones inespecíficas provenientes de la flora bacteriológica y fúngica de la propia vagina, ante un estado de menor resistencia, o ser la consecuencia de una vaginitis aguda no curada. La vaginitis también puede producirse por agentes infecciosos específicos tales como el virus IBR-IPV (vulvo-vaginitis pustulosa infecciosa) y por el *Campilobacter foetus*, que produce infertilidad y abortos de carácter enzoótico. Las vaginitis secundarias suelen ser producto de la extensión de procesos inflamatorios provenientes del cérvix o del útero.

Síntomas generales

Externamente se puede observar, en vacas, al echarse, una descarga muco-purulenta de color amarillo grisáceo. A veces, los exudados se adhieren a los pelos de la comisura inferior de la vulva, de la cola y de las nalgas.

Al examen vaginoscopico se aprecian las paredes mucosas congestionadas, edematosas, con colecciones de exudados en su suelo. Cuanto más severa sea la inflamación más enrojecida y edematosa se apreciará la mucosa. En estos casos resulta difícil la introducción del espéculo.

Diagnóstico

La vaginitis primaria subaguda provocada por agentes infecciosos inespecíficos se reconoce por presentarse esporádicamente en el rebaño, en vacas con antecedentes de retenciones placentarias, metritis aguda o subagudas. Es importante verificar los síntomas de inflamación de la mucosa vaginal y del cérvix, mediante un examen meticuloso con un espéculo de valvas.

Con anterioridad hemos dicho que el simple hallazgo de secreciones mucopurulentas o purulentas en la vagina no es un signo patognomónico de inflamación. Si la mucosa cérvicovaginal está intacta y el útero está sano, hay que descartar la inflamación vaginal.

La vaginitis primaria subaguda provocada por agentes infecciosos específicos se reconoce por tener un carácter contagioso enzoótico o epizoótico, es decir, afecta un porcentaje elevado de animales del rebaño y del territorio. Además, está acompañada de síntomas concomitantes de otros órganos. Por ejemplo, el virus de la IBR produce vulvo-vaginitis pustulosa infecciosa y también rinotraqueitis en la vaca y balanopostitis en el toro.

En la infección por *Campilobacter foetus* se puede presentar una inflamación vaginal leve con flujo exudativo, en el que los gérmenes pueden ser aislados a partir de los nueve primeros días.

El diagnóstico de esta enfermedad venérea deberá estar basado en la infertilidad pasajera de carácter colectiva y en los abortos precoces o tardíos, con complicaciones de retención de placenta.

Tratamiento

Las vaginitis deberán tratarse de acuerdo con las causas que la producen. Las inespecíficas generalmente curan solas. Si están asociadas a inflamaciones del cérvix o del útero, basta con tratar los procesos primarios. No es conveniente examinar con espéculo repetidamente a las vaginas inflamadas, pues el espéculo puede agravar las lesiones y producir tenesmo continuo.

Lo mejor es perfundir en la vagina, con un catéter de goma flexible, 100-200 ml de una solución o suspensión oleosa de un antibiótico de amplio espectro de acción, no irritante. Repetir la dosis por tres días. No se deben utilizar la nitrofurazona, ni soluciones como el Lugol por su efecto irritante, y mucho menos la introducción intravaginal de candelillas o bolos de sulfamidas o antibióticos. Estos últimos actúan como cuerpos extraños y los animales reaccionan con un tenesmo intenso para tratar de expulsarlos. Siga la máxima, *"es mejor no tratar, que mal tratar"*.

La sospecha de vaginitis específica debe ser informada inmediatamente a las autoridades oficiales de Epizootiología, para que se tomen las medidas oportunas para su diagnóstico, ya que puede tratarse de enfermedades epizoóticas importantes para el país.

Vulvitis y craurosis vulvar

La inflamación de la vulva es poco frecuente y cuando aparece está asociada a traumatismos ocurridos durante el parto. La tracción excesiva de terneros grandes durante el parto puede producir heridas y desgarros graves de la vulva, que al cicatrizar impide que los labios coapten adecuadamente, facilitando la entrada de aire u orina en la vagina. A esta falta de tono y de capacidad contráctil de los labios vulvares se le conoce como craurosis vulvar. El único tratamiento de esta afección es la plastia quirúrgica (vulvoplastia), que es una operación laboriosa y difícil de hacer con éxito en las condiciones de campo.

Capítulo 7

El aborto y sus causas

Contenido:
El aborto y sus tipos. Análisis de las causas de abortos y la forma de enfrentarlos. Medidas ante una afectación biológica grave.

....

Introducción

La interrupción de la gestación en los rebaños bovinos es un fenómeno relativamente frecuente y puede provocar incumplimientos en los programas reproductivos y pérdidas económicas. Por su variedad y formas, la determinación de las causas de los abortos, a menudo, se constituye en un problema. Existen varias razones para explicar esa afirmación.

Con frecuencia la causa del aborto actúa semanas o meses antes de producirse éste, lo que dificulta su diagnóstico. Los fetos son retenidos en el útero horas y días antes de ser expulsados. En ese tiempo se descomponen por autolisis y no es posible precisar las lesiones ocurridas en los distintos órganos. Las membranas fetales, se contaminan fácilmente, con lo que es difícil establecer el agente primario. Los agentes tóxicos responsables de los abortos muchas veces no pueden ser detectados.

Algunas enfermedades sistémicas en la madre pueden provocar abortos aun cuando los órganos reproductores no se vean afectados. Muchas causas de aborto provocadas por el hombre son difíciles de reconocer.

El aborto y sus tipos

El aborto en la vaca se define como la muerte fetal y su expulsión entre los días 45 a 265 días de la preñez. Un porcentaje del 5 % se considera como normal.

Se conocen dos tipos: el inducido por el hombre y el espontáneo o natural, que es producido por numerosas causas (Véase Cuadro 7-1). La muerte del feto se origina por la acción directa del agente sobre sus órganos o indirectamente por afectación de la placenta fetal o materna.

La muerte fetal puede producirse en un estadio precoz y pasar desapercibida. Si la muerte se produce cuando el feto ha alcanzado cierto desarrollo, pueden suceder tres cosas:

1. La expulsión del feto junto con sus envolturas.
2. Sufrir una deshidratación, denominada momificación fetal.
3. Sufrir una licuefacción por acción autolítica, conocida como maceración fetal.

Aunque en casi todos los países existe un control sistemático contra las enfermedades infecciosas emergentes, puede suceder que se produzcan brechas sanitarias que posibiliten la penetración en el rebaño, de agentes infecciosos o la reaparición de algunos que se creían controlados. Por esto, es conveniente que el veterinario práctico esté al tanto de las formas de actuación ante la aparición de un número de abortos más allá de lo que se considera como aceptable en un rebaño.

Cuadro 7-1 Causas de interrupciones de la gestación

Causas no infecciosas	Causas infecciosas	
	Virales	
Aberraciones genéticas	Enfermedad	Agente
Anormalidades cromosómicas	Rinotraqueitis (IBR)	*Herpes virus Bovinoi-1*
Agentes teratógenos		
Nutricionales	Bacterianas	Agente
Envenenamiento plantas tóxicas	Brucelosis	*Brucella abortus*
Intoxicación con nitratos	Campilobacteriosis	*Campilobacter fetus*
Desnutrición con avitaminosis A	Leptospirosis	*Leptospira pomona*
	Anaplasmosis	*Anaplasma bovis*
Factores estresores	Protozoarias	Agente
Mal manejo, carreras, baños	Tricomoniasis	*Trichomonas fetus*
Acaloramiento, golpe de calor	Toxoplasmosis	*Toxoplasma gondi*
	Babesiosis	*Babesia bigemina*
Misceláneas	Fúngicas	Agente
Gestación múltiple	Aspergilosis	*Aspergillus spp*
Inseminaciones indebidas	Mucormicosis	*Rhizopus, Mucor*
Deshidratación		
Transportación, caídas		

Para ello se puede valer del cálculo del porcentaje de abortos en el rebaño. Este se obtiene dividiendo el número de abortos ocurridos en el período que se analiza, entre el número de vacas diagnosticadas como gestantes, multiplicando la resultante por cien.

Un porcentaje de abortos reconocidos de 5 % se considera una pérdida de gravidez aceptable para un rebaño, en el período de un año. Cuando este índice sobrepasa el 10 % hay motivos para preocuparse y se deben buscar las causas que lo produce.

Historia Clínica del rebaño

Para poder encaminar los pasos hacia un diagnóstico de las causas de abortos, es necesario tener a disposición los siguientes datos:

1- Datos generales del rebaño. Ubicación, número de animales.

2- Análisis de la aptitud reproductiva.

Porcentaje de fertilidad, de gestación, intervalo entre partos, porcentaje de abortos, porcentaje de retenciones de placenta, porcentaje de metritis, programa de vacunaciones, origen del ganado y de sus reemplazos.

Historia Clínica individual

Los datos de las vacas que interrumpieron su gestación serán de gran utilidad de ahí que es necesario llevar tarjetas individuales por vaca.

Estos datos son:

1. Nombre y número de la vaca. Procedencia. Edad. Número de partos, servicios por concepción, número de abortos detectados, edad del abortón o ternero nacido.
2. Datos correspondientes al examen clínico realizado.
3. Enfermedades reproductivas detectadas: retención de placenta, endometritis, metritis.
4. Otros datos clínicos de interés.

Necropsia del feto

Los fetos y los animales recién nacidos se revisan en forma similar a los demás animales. Si es posible, debe remitirse al laboratorio el feto completo, más la placenta lo más pronto posible.

Rutinariamente se revisarán:

1. Placenta. Describir su aspecto y condición y las lesiones macroscópicas que presente.

2. En el feto se revisarán las condiciones generales de éste; frescura, grado de autolisis, despigmentación etc.

3. Se revisará la cavidad torácica de donde se tomará una porción de pulmón y de corazón, para histopatología (formol 10 %) y otra de pulmón para bacteriología (frasco estéril) que deberá conservarse en refrigeración si hay condiciones para ello.

4. Se tomará una muestra de líquido pericárdico o fluidos corporales (con una jeringa), se conservará en refrigeración y se enviará al laboratorio para pruebas serológicas.

5. Se revisará la cavidad abdominal de donde se tomarán porciones de hígado, glándula adrenal, bazo y riñón para histopatología, hígado, riñón y bazo para bacteriología.

6. Se extraerá contenido estomacal (1 a 3 ml con una jeringa estéril en forma aséptica) para su examen microscópico y para aislamiento bacteriológico. Se puede enviar en la misma jeringa conservada en condiciones de refrigeración al laboratorio.

Serología

Por la naturaleza misma del problema, es común que el aborto se detecte varias horas o días después de su ocurrencia, por lo que el feto y las placentas pueden encontrarse en un estado avanzado de autolisis o putrefacción, siendo inutilizables para el diagnóstico.

Para la determinación de anticuerpos séricos en la madre, es necesario recolectar el suero sanguíneo:

1. Tomar la muestra de sangre en un tubo de ensaye limpio, sin anticoagulante.

2. Dejar a temperatura ambiente unas horas (no refrigerar) para que se separe el suero.

3. De preferencia centrifugar para separar el suero.

4. El suero puede ser conservado en refrigeración o congelado.

Es muy importante tomar muestras pareadas (*una muestra alrededor del aborto y una segunda muestra 2 a 3 semanas posteriores a la primera*) de la vaca abortada, así como de vacas contemporáneas a ésta (vacas del mismo corral que no hayan abortado).

Un solo muestreo no es útil, ya que es necesario estudiar cómo se comportan los anticuerpos de un muestreo a otro y entre animales abortados y no abortados para poder establecer un posible diagnóstico.

Causas de abortos y su enfrentamiento

En el Cuadro 7-1 se muestran las causas de interrupciones de la preñez que más inciden en nuestros rebaños. Contrario a lo que pudiera pensarse, las causas no infecciosas son las más concurrentes. Por ese motivo, cuando aparece algún aborto, lo más indicado es ir de lo simple a lo complejo. Esto es, buscar primero en las posibles causas provocadas por el hombre en su interacción con los animales. Una característica de este tipo de abortos es su aparición esporádica.

Es importante, no incluir como abortos los errores de diagnóstico de la gestación, que frecuentemente se producen.

Debe chequearse el estado de salud de las hembras preñadas, su nivel nutricional y el manejo que reciben, incluyendo la protección contra la excesiva irradiación solar, lluvias torrenciales y continuas etc. Los abortos provocados por agentes infecciosos son más peligrosos, pero menos frecuentes. Cuando aparecen, afectan a un número relativamente alto de las hembras que componen el rebaño. Dentro de las brechas sanitarias que pueden provocar la diseminación o contagio de enfermedades infecciosas tenemos, la existencia de animales de diferentes especies, conviviendo con las vacas, la incorporación al rebaño de nuevos animales sin tener certificación de salud, la diseminación de la infección por aves carroñeras, aguas estancadas etc.

A manera de recordatorio, a continuación, ofrecemos un cuadro clínico-epizootiológico resumido de las enfermedades infecciosas abortivas que se diagnostican con más frecuencia en las regiones tropicales.

Rinotraqueitis infecciosa bovina

El Herpesvirus bovino-1 produce la Vulvo-vaginitis pustulosa infecciosa. Las infecciones genitales pueden ser débiles o severas y provocar infertilidad o abortos.

Los abortos pueden presentarse en cualquier momento de la gestación, pero son más frecuentes los producidos a partir de la segunda mitad.

La exposición al BHV-1 de un hato susceptible puede ocasionar un torrente de abortos, que pueden llegar al 25-60 % de sus vacas gestantes.

El feto infectado muere algún tiempo antes de su expulsión, por lo que generalmente presenta lesiones autolíticas y la placenta con frecuencia es retenida.

En el feto no se producen grandes cambios, salvo la presencia de un fluido sero-hemorrágico en las cavidades y en el cuerpo fetal. Como signos que ayudan al diagnóstico se señalan focos de necrosis en el hígado, bazo, pulmones y riñones.

Brucelosis

Las brucellas abortus penetran, por vía linfática, en la placenta materno-fetal y producen una inflamación fibrino-purulenta que conduce a la muerte del feto o a su debilitación y expulsión precoz.

El contagio de las vacas se produce por el líquido amniótico, por el feto y por los loquios, después de los abortos o partos prematuros. Los abortos se producen en las hembras primíparas; las que habían abortado se inmunizan y no abortan nuevamente.

Los síntomas clínicos consisten en signos bruscos de parto (llenado de ubre), con flujo vaginal muco-purulento o muco-sanguinolento, sin olor y expulsión subsiguiente del feto en el 6to al 8vo mes de preñez.

Con frecuencia hay retención de placenta afectada de infiltración gelatinosa amarilla, con fibrina y pus. Los terneros prematuros que nacen vivos son débiles y mueren a los pocos días.

Leptospirosis

Raras veces y solo en ciertas zonas, se produce el aborto esporádico debido a una infección con leptospira. pomona, en el 7mo al 8vo mes de la preñez.

Campilobacteriosis

Es una enfermedad infecciosa de tipo venéreo que produce infertilidad, mortalidad embrionaria y abortos entre los cuatro y los siete meses de preñez. El agente causal es *Campilobacter fetus* que es un espirilo Gram negativo muy móvil. Se localiza en la vagina y en el útero, sin producir lesiones manifiestas. Pero en el animal grávido se mueve hacia los cotiledones del útero grávido, provocándoles hemorragias. El feto abortado presenta un edema gelatinoso subcutáneo y la cavidad pleural y pericárdica se encuentran llenas de un abundante exudado fibrino-sanguinolento. El hígado aumenta de tamaño, con islotes necróticos y el riñón aparece con la cápsula separada del parénquima por un líquido denso y hemorrágico.

Tricomoniasis

La *Tritrichomonas fetus* se localiza en la vagina y en el útero, abunda en el pus de la piometra y en las secreciones leucorréicas que acompañan al aborto.

En el feto se localizan en el cuajar, en las cavidades y en el tejido conjuntivo del feto. La enfermedad se manifiesta con infecundidad, abortos y piometra.

El aborto puede ser precoz y completo, esto es, el feto se expulsa envuelto con sus secundinas. Ocurre durante la primera mitad de la gestación. El pus es un líquido blanco amarillento, grumoso, sin olor definido.

Puede suceder que se produzca la muerte fetal, sin expulsión, por mantenerse cerrado el cuello uterino. Al no haber contaminación bacteriana, el feto muerto se desintegra o macera por la acción de sus propias enzimas, dando lugar a un tipo particular de endometritis crónica denominada piometra por trichomonas. Esta piometra se diferencia de la bacteriana por tener una apariencia grumosa, parecida a la de una sopa de arroz y contener restos de pelos y huesos.

Como mejor se hace el diagnóstico es por la prueba del trichomonas vivo en una gota de líquido amniótico o de las secreciones uterinas, colocada en un portaobjeto para observarlas a pequeño aumento. Más tarde es inseguro el hallazgo de la trichomonas en el moco vaginal.

Por ser esta una enfermedad transmisible por el coito, el veterinario práctico debe conceder gran importancia al diagnóstico del toro afecto. La mejor forma es hacer un lavado prepucial con 50-80 ml de solución fisiológica estéril.

Durante el lavado un ayudante debe masajear enérgicamente el prepucio para que el líquido se mueva por toda la cavidad. Recogido el líquido de lavado, por medio de un catéter, se centrifuga y se toma una gota del sedimento para observarlo al microscopio a pequeño aumento.

La *Anaplasmosis* y la *Babesiosis* pueden provocar abortos ocasionalmente a hembras *Bos taurus* de razas lecheras que no estén protegidas contra los vectores que las trasmiten. Las hembras cebú y las mestizas *Bos taurus* x cebú son más resistentes.

La *Toxoplasmosis*, *Aspergilosis* y la *Mucormicosis*, tienen baja incidencia por lo que son enfermedades poco importantes como causa de abortos en las condiciones de crianza semi-extensiva y extensiva del trópico.

Existen otros agentes infecciosos capaces de provocar abortos y trastornos reproductivos en el ganado, cuando existen brechas sanitarias abiertas en el tráfico aéreo y marítimo. Teniendo en cuenta el peligro que representa la introducción de enfermedades exóticas, debe de existir un plan de emergencia nacional para el diagnóstico y la evaluación de las amenazas de riesgo biológico, planes de protección contraepizoótica y planes de defensa contraepizoótica. Esta última se fundamenta en una organización técnico-administrativa especial, concebida para actuar con rapidez y eficiencia en la liquidación de una situación de emergencia sanitaria.

Medidas ante una afectación biológica grave

Las medidas deben estar concebidas, conocidas y practicadas por el personal veterinario que tiene la responsabilidad de atender a los animales y personarse en el lugar donde existe la primera sospecha, de forma tal que no se eliminen los primeros casos, se realicen las observaciones clínicas-epizootiológicas y se efectúe la toma y conservación de las muestras imprescindibles para un diagnóstico de laboratorio rápido.

Medidas ante la sospecha

El médico veterinario confinará los animales enfermos y no hará necropsia hasta la llegada del grupo de diagnóstico. Establecerá de inmediato la cuarentena y notificará a su instancia inmediata superior.

En el lugar de crianza, el médico veterinario asegurará el establecimiento de las medidas contraepizoóticas previstas en el plan de acción y entregará al grupo de diagnóstico toda la información recogida en la Historia Clínica general del rebaño y en las Historias Clínicas individuales, incluyendo los hallazgos observados en los abortones y en las secundinas.

Capítulo 8

Anomalías congénitas

Contenido:
Introducción. Hipoplasia ovárica. Enfermedad de las novillas blancas. Hermafroditismo. Free-martinismo

---

Introducción

Las anomalías congénitas del tracto reproductivo son defectos de estructura o función presentes al nacimiento. Pueden ser letales o subletales o compatibles con la vida y tener un efecto estético que disminuye el valor económico del animal. Algunas anomalías son debidas a genes recesivos y se consideran como enfermedades hereditarias que, desde el punto de vista zootécnico, son muy peligrosas, otras, aunque afectan el desarrollo de los conductos de Müller no tienen origen genético.

Dentro de las anomalías congénitas hereditarias compatibles con la vida y que afectan las funciones reproductivas, la hipoplasia ovárica y la enfermedad de las novillas blancas han sido las más concurrentes. La anomalía congénita no hereditaria que más se conoce es el hermafroditismo que tiene una baja incidencia.

Hipoplasia ovárica

En general, los patólogos, definen a la hipoplasia como una falla de las células, tejidos u órganos, para adquirir un tamaño maduro. Difiere de la atrofia en que las células atróficas han alcanzado su tamaño adulto antes de regresar a una forma disminuida. En particular, la hipoplasia ovárica es una alteración del desarrollo de la corteza donde se localizan los folículos primordiales. Es producida por un gen recesivo de penetrancia incompleta que afecta por igual a la hembra que al macho.

Según la extensión de las lesiones la hipoplasia puede ser completa o parcial. En la hipoplasia completa, los ovarios, de volumen extremadamente reducido, no contienen ningún folículo primordial; en la parcial los ovarios son portadores de algunos folículos primordiales que emiten óvulos fecundables.

Los ovarios hipoplásicos poseen un volumen reducido y su principal característica morfológica consiste en la reducción del número de folículos primordiales. Sin embargo, el ovario conserva su estructura general: están presentes las capas cortical y medular y la *rete ovarii* presenta un aspecto normal. La alteración principal se halla en el epitelio germinativo y la gravedad de la lesión es paralela a la reducción del número de folículos. En los casos de hipoplasia ovárica unilateral casi siempre el ovario más afectado es el izquierdo. La porción tubular del aparato genital es normal, pero insuficientemente desarrollada.

El estudio histológico de las novillas que presentan hipoplasia ovárica bilateral demuestra siempre una escasa actividad estrogénica.

Síntomas

La *hipoplasia completa* puede ser bilateral o unilateral. Si es bilateral los ovarios, el útero y la vulva de la novilla se hallan escasamente desarrollados. La ubre es pequeña y sin elasticidad, con pezones rudimentarios, de consistencia dura y compacta. La hembra afectada parece un novillo castrado ya que sus ovarios no le funcionan.

En la *hipoplasia completa unilateral*, casi siempre el ovario afectado es el izquierdo, que aparece como un simple abultamiento, de consistencia dura, en el ligamento ancho y no sobrepasa el volumen de un guisante. El resto del aparato genital no muestra cambios manifiestos, pero el animal tiene baja fertilidad y requiere de varios servicios para fecundarse. Los celos son poco expresivos y los intervalos interpartales son prolongados.

En la *hipoplasia parcial* las lesiones pueden presentarse en ambos ovarios, que presentan un volumen reducido. Los demás síntomas son similares a los de la hipoplasia completa unilateral ya descrita.

Diagnóstico

Debo decir que, por su baja incidencia, la hipoplasia ovárica como causa de esterilidad en la ganadería cubana es poco importante. No obstante, ha sucedido y puede seguir sucediendo que se cometan errores interpretativos cuando se realiza la exploración rectal de ovarios de novillas y vacas *Bos indicus* y sus cruzamientos con *Bos taurus*, las cuales pueden tener ovarios normales muy pequeños y pequeños, sobre todo el izquierdo. Véase Cap. 4.

La *hipoplasia ovárica completa y bilateral* se diferencia de las demás en que, se puede reconocer externamente por el subdesarrollo vulvar y mamario de la novilla que la padece; además son estériles, por lo que, desde el punto de vista zootécnico, no representa ningún peligro.

En la *hipoplasia completa unilateral* el signo más indicativo es la reducción del volumen de uno de los ovarios, hasta dos o tres veces más pequeño que el sano.

Este estado comparativo del tamaño entre ovarios es importante puesto que, en casos de novillas que normalmente tienen ovarios del tipo pequeño, la diferencia entre el ovario izquierdo y el derecho casi nunca sobrepasa los 5 mm. En este tipo de hipoplasia no se presentan modificaciones del hábito externo del animal, pero puede manifestar algún retardo en la aparición de la pubertad y tener un bajo potencial de fertilidad, lo cual es anormal en una novilla.

En la *hipoplasia parcial* el diagnostico se dificulta puesto que no existen síntomas clínicos distintivos y eso es lo más peligroso pues el animal es fértil y transmite la enfermedad a sus hijos. Si la descendencia es masculina se produce la hipoplasia testicular y en este caso el macho se convierte en el propagador de la enfermedad. Solo mediante la identificación y localización de los progenitores de los hijos hipoplásicos, es posible romper la cadena de trasmisión de esta enfermedad hereditaria.

Tratamiento

Las enfermedades hereditarias no tienen tratamiento. Toda hembra que se diagnostique como hipoplásica debe ser eliminada del rebaño, al igual que sus padres en cualquier lugar donde se encuentren.

Enfermedad de las novillas blancas

Esta enfermedad hereditaria recibe su nombre por haber sido descrita por primera vez en hembras de capa blanca de la raza Shorthorn en Bélgica, aunque puede aparecer, más raramente, en novillas de otras razas europeas. La anomalía se caracteriza por modificaciones en el desarrollo y en la diferenciación de los órganos derivados de los conductos de Müller (útero, trompas y vagina), asociados o no a anomalías del himen, o a la presencia de órganos derivados de los conductos de Wolff.

Etiología

La herencia tiene una participación determinante ya que la consanguinidad demasiado estrecha contribuye a revelar la enfermedad. Es producida por un gen autosómico recesivo, cuya acción está asociada o favorecida por la presencia del factor blanco, pero esto no explica su aparición en otras razas de capa oscura.

Lesiones

Las *anomalías del himen* son las más frecuentes. El himen puede estar totalmente imperforado, perforado en el centro o encontrarse en forma de bridas mediales o laterales. En algunos sujetos la constricción del anillo himenal es tan fuerte que impide la introducción del espéculo. Cuando el himen está totalmente imperforado, ocasiona la formación de una bolsa quística que contiene cantidades variables de líquido que dificulta la micción y la defecación.

La *vagina* puede encontrarse ausente, imperforada, acortada o cerrada.

Las *anomalías uterinas* consisten en aplasia segmentaria o dilatación quística. Generalmente las lesiones son bilaterales, pero pueden afectar un solo cuerno y en ese caso la fecundación es posible.

Otras veces los cuernos son rudimentarios, claramente hipoplásicos, o reducidos a bandas fibrosas de longitud variable. El *cuerpo y el cuello del útero*, en ocasiones, están ausentes o reemplazados por una brida fibrosa de espesor variable.

Los *ovarios* están siempre presentes y son funcionales, por lo tanto, la hembra con esta enfermedad puede presentar celo normalmente.

Síntomas

La fertilidad varía según el grado y la importancia de las anomalías. La sola existencia de la membrana himenal no es un obstáculo para la fecundación. Los celos son casi siempre regulares en duración e intensidad. La vulva y el clítoris están casi siempre bien desarrollados a diferencia de la *Freemartin,* en la que existe una abertura genitourinaria externa subnormal y un clítoris saliente. La novilla blanca se presenta externamente como una hembra normal, a diferencia de la *Freemartin* que tiene el aspecto de un tipo neutro, intersexual.

Incidencia y pronóstico

En mi experiencia de más de cuatro décadas de trabajo docente y clínico no pude encontrar ningún caso de esta anomalía. No obstante, siempre es conveniente conocer su existencia y estar alerta ante su eventual aparición. Además, la descripción de sus lesiones puede servir para diferenciarla de otros trastornos parecidos.

Puesto que los sujetos que solamente presentan persistencia del himen son fértiles, el peligro de propagación hace que el pronóstico de esta enfermedad hereditaria sea extremadamente grave, desde el punto de vista ginecológico y zootécnico. Si se identifica la enfermedad dentro de una familia, todos los portadores, incluyendo los progenitores, deberán ser eliminados.

Hermafroditismo

Es una anomalía caracterizada por la existencia, en un mismo individuo, de órganos genitales pertenecientes a ambos sexos. Las anomalías pueden presentarse en los órganos copuladores (hermafroditismo externo), las vías genitales (hermafroditismo tubular) o en las glándulas genitales (hermafroditismo glandular). Esta anomalía se encuentra en las diferentes especies, particularmente la porcina y la caprina.

Son *seudohermafroditas* aquellos animales que poseen internamente los órganos reproductivos de un sexo, pero su apariencia externa es la del otro sexo.

En la especie bovina se presenta, con cierta frecuencia, un tipo particular de seudohermafroditismo masculino denominado *Freemartin*.

Freemartinismo

La *Freemartin* es una novilla estéril nacida de un parto gemelar con un macho. Este intersexo sobreviene en el 90 % de los gemelos de ambos sexos, el 10 % restante es normal.

Patogenia y lesiones

La existencia del freemartinismo se conoce solamente en los bovinos y parece estar relacionada con la fusión del corion y el alantoides durante las gestaciones gemelares en la que se desarrollan fetos de ambos sexos. La anastomosis vascular entre los dos fetos va seguida del paso de células embrionarias eritrocíticas que se establecen en los tejidos hematopoyéticos del huésped, en donde permanecen en estado funcional durante todo el curso de la vida.

Esto es, se produce un eritro-mosaiquismo en los que cada gemelo posee una mezcla de eritrocitos antigénicamente diferentes.

Síntomas

Se puede presentar una novilla Freemartin de tipo *intermedio*, en el que el animal tiene ovarios rudimentarios, un útero pequeño, una vagina imperforada, una vulva infantil, con clítoris normal y la presencia de pequeños epidídimos o conductos deferentes.

En la Freemartin de *tipo asexual* la novilla presenta ovarios y mamas rudimentarias, ausencia o muy poco desarrollo del útero, una abertura genitourinaria subnormal, un clítoris largo y saliente. En algunos casos unos pequeños testículos se pueden palpar por debajo de la ubre y el animal se parece y comporta como un macho (piel áspera, pecho saliente, salta sobre otras hembras).

Diagnostico

Estará basado en el aspecto exterior del animal, en el desarrollo anormal del clítoris, en la ausencia o insuficiencia del desarrollo de los órganos genitales internos y de la ubre.

Aunque la incidencia del freemartinismo es muy baja, las probabilidades de aparición de este intersexo se incrementan ya que la PMSG, aun en dosis bajas, puede producir superovulación. Por consiguiente, este factor debe ser tenido muy en cuenta.

Bibliografía

Acosta Clarisa M., Jiménez Celia R. (1987): Influencias del sistema de explotación y manejo sobre el comportamiento reproductivo de vacas mestizas ¾ B.S x ¼ C y ¾ HS Rojo x ¼ C. en la provincia de Villa Clara. Orientador Científico Luis O. Alba. Trabajo de Diploma. Facultad Ciencia Animal, Universidad Central de las Villas.

Alabart, J., Folch y E. Calvo (1985): La inmunización contra esteroides como método para aumentar la prolíficidad en el ganado ovino. ITEA Producción Animal Extra (5):317-318.

Alba, L. O. y Armengol J. A. (1976): Influencias de las épocas del año, métodos de crianza y sistemas de explotación, sobre el comportamiento reproductivo de vacas mestizas Brown Swiss x cebú y Holstein x cebú en algunas unidades de la Provincia de Villa Clara. II Congreso Nacional de Medicina Veterinaria, pp 25, noviembre. La Habana.

Alba L. O., Rodríguez G., Gómez A. Silveira E. (2006): Tamaño y forma de los ovarios y de la cerviz en novillas y vacas del cruzamiento absorbente Holstein x Cebú. REDVET VI I (03):10-16.

Alba, L.O. (1987): Nuevos aspectos sobre la significación diagnóstica de las secreciones cérvicovaginal mucopurulentas y purulentas en las hembras vacunas. III Seminario Internacional de Medicina Veterinaria. CENSA, La Habana.

Alba, L.O., Koutinhoin B. y Torres, L. (1999): La disfunción del cuerpo lúteo como posible causa de repeticiones de servicios de la vaca Holstein en la región central de Cuba. Archivos de Reproducción Animal, ARA, 8:40-45.

Alba L.O., Guadalupe Hernández, Silveira E., Cruz E., Maroto L.O. (2005): Hallazgo de una leucorrea vaginal de carácter no inflamatoria en hembras bovinas. I. Examen macroscópico y microscópico. REDVET 6(10):10-18.

Alba L.O., Segredo E., Silveira E., Cruz E., Maroto L.O. (2005): Hallazgo de una leucorrea vaginal de carácter no inflamatoria en hembras bovinas. II. Pesquisa microbiológica vaginal y uterino REDVET 6(10):18-26.

Alba L.O., Armas J., Fernández A., Rojas Delfa (1977): Flora bacteriológica y uterina de vacas clínicamente sanas en diferentes períodos del ciclo estral. VI Reunión Asociación Latinoamericana de Producción Animal, La Habana.

Alba L.O., Segredo E. (2005): Hallazgo de una leucorrea vaginal de carácter no inflamatoria en hembras bovinas. II. Pesquisaje microbiológico vaginal y uterino Rovista Electrónica de Veterinaria REDVET 6(10):19-24.

Alba L.O., Casañas H., Silveira E. (2005): Hallazgo de una leucorrea vaginal de carácter no inflamatoria en hembras bovinas. III. Características clínicas y fertilidad. Revista Electrónica de Veterinaria REDVET 6(10):1-9.

Alba L.O. y Silveira E. (2006): La leucorrea vaginal bovina de carácter no inflamatorio y su significación clínica. REDVET 7(10):1-9.

Alcántara J. M. (2000): Comportamiento reproductivo histórico y actual de un rebaño de hembras. Siboney de Cuba perteneciente a la Empresa Pecuaria V Congreso Venegas. Orientador Científico Luis O. Alba. Trabajo de Curso. Sede Universitaria, Sancti Spíritus.

Alvarez, R. Carvalho B. Silva A. Perone C. Rivela C and Olivera F. (1997): Endocrine profiles and ovulation rate in cows superovulated with FSH following passive inmunization against steroid free-bovine follicular fluid. Therionology 47(1):164.

Ayala, L., Pesantez, José., Rodas, E., Méndez María Silvana, Soria, M., et al (2017): Tamaño del folículo ovulatorio, cuerpo lúteo y progesterona sanguínea en vaquillas receptoras de embriones de tres razas en pastoreo en Ecuador. Rev. prod. anim., 29 (2), 65-72.

Barr, B.C., and Anderson M. (1993): Infections diseases causing bovine and fetal loss. Vet. Clin North Am. Food. Anim. Pract. 9:343.

Barr, B.C., and Bon Durant R. (1997): Viral Diseases of the fetus. En: R.S. Youngquist ed. Current Therapy in Large Animal, Theriogenology. W.B. Saunders company, Philadelphia.

BonDurant RH. (1999): Inflammation in the bovine female reproductive tract. J Anim Sci Suppl. 2:101-110.

Boyd J. S., Omran S.N., Ayliffe T.R. (1998): Use of a high frequency transducer with real time B-mode ultrasound scanning to identify early pregnancy in cows. Vet. Rec. 121:8-11.

Brito, R. (1999): Fisiología de la Reproducción Animal con Elementos de Biotecnología. Primera Ed. Ed. Félix Varela, La Habana, Tema 2, p 61.

Brito, R y Preval, B. (1989): Inducción del parto en la vaca. Rev, Cub Cienc. Vet., 20(4):219-222.

Brown L., Odde K, King M, LeFever D, Neubauer C. (1988): Comparison of MGA-PGF$_{2\alpha}$ to Syncro-Mate B for estrous synchronization in beef heifers. Theriogenology, 30:1.

Butt B., Senger P., Widders P. (1991): Neutrophil migration into the bovine uterine lumen following intrauterine inoculation with killed *Haemophilus somnus*. J Reprod Fert. 93:341-345.

Caccia M, Bo G. A. (1998): Synchronizing follicle wave emergence following treatment of CIDR-B implanted beef cows with estradiol benzoate and progesterone. Theriogenology, 49(1):341, abstr.

Caccia M, Ungerfield R, Goñi C, Bo G. (1996): Efecto de la dosis y vía de administración del benzoato de estradiol en vacas con CIDR-B. 2do Simposio Internacional de Reproducción Animal, 249. Córdoba, Argentina.

Campbell B, McNeilly A, Picton H, Baird D. (1990): The effect of a potent gonadotrophin-releasing hormone antagonist on ovarian secretion of estradiol, inhibin and androstenedione and the concentration of LH and FSH during the follicular phase of the oestrus cycle. J. Endocrinol, 126:377-384.

Chacin M, Hansen P., Drost M. (1990): Effects of the stage of estrous cycle and steroid treatment on uterine immunoglobulin content and polymorphonuclear leukocytes in cattle. Theriogenology. 4:1169–1184.

Crowe, M., Enright W. Swift, P and Roche J. (1995): Growth and estrus behavior of heifers actively immunized against PGFα. J. Anim. Sci. 73(2):345-352.

Crowe, M.; Roche J. and, Enright W. (1996): Administration of PGF2α to heifers with pesistent corpora lutea following PGF2α immunization: oestrus and ovarian responses. Anim. Reprod. Sci. 44(2):71-78.

Cruz, R.; Soto, E.; Rincón, E.; González, C. y Villamediana, P. (1998): Evaluación ultrasonográfica de la dinámica folicular en vacas y en novillas mestizas. Revista Científica FCV-LUZ, 8 (1), 14- 24.

Dekeiser, J. (1986): Bovine genital campylobacteriosis. In Current Therapy in Theriogenology Ed. Morrow, D. 2 W. Saunders, Company, Philadelphia.

Dimoso, Z. J. (1984.): Estudio cualitativo y cuantitativo de la flora bacteriológica de las secreciones cervico-uterinas de vacas clínicamente sanas. Orientador Científico Agustín Fernández. Trabajo de Diploma. Facultad de Ciencia Animal. Universidad Central de las Villas. Santa Clara, 1984.

Elliott, L., McMahon, K.J., Gier, H. & Marion, G.B. (1968): Uterus of the cow after parturition: bacterial content. Am. J. Vet. Res. 29, 77-81.

Fenner, F.J. Gibbs E.P., Murphy, F.A. et al. (1993): Herpesviridae. in Veterinary Virology. Academy Press, New York.

Fernández, A., Villavicencio, L., Peláez. R., Silveira, E. y García, Paulina (1984): Estudio cualitativo y cuantitativo de la microflora de secreciones cervicouterinas en vacas con repetición de celo. Rev. Cub. Reprod. Anim. 10(2): 83- 93.

García J. L. (1993): Comportamiento reproductivo comparativo en las vacas. Holstein de Dos Ríos antes y después de la supresión de alimentos concentrados a la ración. Orientador Científico Luis O. Alba. Trabajo de Diploma, Facultad de Ciencias Agropecuaria. Filial Universitaria. José Martí, de Sancti Spíritus.

García Paulina, Martínez Elena, Peraza Nayda, González J. (1990): Estudio comparativo del comportamiento de la microflora cervicovaginal en hembras recién paridas clínicamente sanas, con endometritis y repitentes de la raza Holstein y sus cruces. Rev Cub Reprod Anim 18(2):25-35.

Garverick H.A. (1997): Ovarian follicular cysts in dairy cows. J Dairy Sci80:995-1004.

Gil, A; Agüero F. y Faure R. (1997): Diagnóstico precoz de la no gestación en bovinos con benzoato de estradiol. XII Jornada Científica CIMA. La Habana, 3-6 junio, p 5.

Ginther O. J. (1995): Ultrasonic imaging and animal reproduction: Fundamentals, Book 1. Ginther Ed. Madison, Wisconsin.

Gong J, Bramley T., Webb R. (1991): The effect of recombinant bovine somatotropin on ovarian function in heifers: follicular populations and peripheral hormones. Biol Reprod, 45:941-949.

Gonzalez A, Lussier J, Carruthers T, Murphy B, Mapletoft R. (1990): Superovulation of beef heifers with Folltropin-V: a new FSH preparation containing reduced LH activity. Theriogenology, 33:519.

Hafez, ESE. (1984): Anatomía funcional de la reproducción femenina en Reproducción e Inseminación Artificial en Animales. 4ta Ed. Edito Hafez ESE. Nueva Editora Interamericana. México, pp 33.

Holy, L. (1987): Biología de la Reproducción Bovina. 2da Ed. Editorial Científico-Técnico, La Habana, Cap. III, pp 3 y 22.

Hussain A., Daniel R., O'Boyle D. (1990): Postpartum uterine flora following normal and abnormal puerperium in cows. Theriogenology 34:291-302.

Jubb., K. y Rennedy, P. (1973): Patología de los Animales Domésticos. 1er tomo. Ed. Ciencias y Técnica, Instituto del Libro, La Habana, Cap. 7.

Kaneko H, Nakanishi Y, Akag S, Ami K, Taya K, Watanabe G, Sasamoto S, Hasegawa Y. (1995): Immunoneutralization of inhibin and estradiol during the follicular phase of the estrous cycle in cows. Biol Reprod, 53:931-939.

Kesler D. y Favero R. (1995): Estrus synchronization in beef females with norgestomet and estradiol valerate. Part 1: Mechanism of action. Agri-Practice, 16 (10).

Kimsey, P.B. (1986): Bovine trichomoniasis. En: Morrow, D. A. ed. Current Therapy in Theriogenology 2:275- 279.

Kouba, V. (2003): Epizootiology. Principles and Methods. Institute of Tropical and Subtropical Agriculture. Czech University of Agriculture Prague. Electronic book, pp 199.

Lennite, V., L. Delaby, J. Ihimonier, R. Dufour and M Terqui (1993): Effect of passive immunization against testosterone on reproductive hormone secretion and ovarian function in dairy cows and pubertal beef heifers. Theriogenology. 39(2):507-526.

Lliteras, Emilia., Noelia González, R. Pedroso, M. Bravo, N. Felipe (1995): Efecto de la inmunización activa contra esteroides sobre la aparición de la actividad cíclica en borregas Pelibuey. X Forum de Ciencia y Técnica del CIMA. La Habana.

MacDonald, L. E. (1991): Endocrinología Veterinaria y Reproducción. 4ta Ed. Nueva Editorial Interamericana Mc. Graw-Hill, México.

MacMillan KL, Peterson AJ. (1993): A new intravaginal progesterone releasing device for cattle (CIDR-B) for oestrous synchronisation, increasing pregnancy rates and the treatment of post partum anoestrus. Anim Reprod Sci, 26: 25-40.

MacMillan KL, Thatcher WW. (1991): Effects of an agonist of gonadotropin releasing hormone on ovarian follicles in cattle. Biol Reprod; 45:883-889.

Miller, J.M. (1991): The effects of IBR virus infection on reproductive function of cattle. Vet. Med. 86:95.

Nell, T. and Gielsen J. (1995): The development of a monoclonal antibody against PMSG for veterinary application. Livest. Prod. Sci. 42(2-3):223-228.

Newton, G.R., Mortinod, S., Hansen P. et al. (1990): Effect of bovine interferon on acute change in body temperature and serum progesterone concentration in heifers. J. Dairy Sci. 73(3):439-448.

Nicoletti, P. (1993): Brucellocis. En: Howard, J.L. (ed) Current Veterinary Therapy: Food Animal Practice, W.B. Saunders Company, Philadelphia.

O'Farrel, K. (1979): Betamethasone induced calving: A comparison between induced and not induced dairy cows. Calving problems and early viability of the calf. Current Topics in Vet. Med. and Anim. Sci. 4:341-351.

Patterson D., Nieman N., Nelson C., Schillo K, Bullock K, Brophy D, Woods B. (1997): Estrus synchronization with an oral progestogen prior to superovulation of postpartum beef cows. Theriogenology, 48:1025-1033.

Perdigón, F. y Alba, L. O. (1988): Características anatómicas de los ovarios de hembras de la raza Santa Gertrudis y algunos aspectos de su comportamiento reproductivo. VI Conferencia de Ciencias Agropecuarias, Universidad Central, Cuba.

Peter, D. (1997): Bovine venereal diseases in: Current Therapy in Large Animal R.S. Yongquist ed. Theriogenology. W.B. Saunders Company, Philadelphia.

Preval B. (2000): Utilización de la lidocaína como base en el tratamiento de la retención placentaria, la metritis puerperal e incremento de la fertilidad. Orientador Científico Roberto Brito. Tesis de doctorado. UNAH, La Habana.

Ryan, D.P., Frichad J.F., Kopel E. and Godke A. (1993): Comparing early embryo mortality in dairy cows during hot and cool seasons of the year. Theriogenology, 39:719-737.

Watson E.D (1985): Opsonising ability of bovine uterine secretions during the oestrous cycle. Vet Rec.117:274-275.

Wira CR, Kaushic C. (1996): Mucosal immunity in the female reproductive tract: effect of sex hormones on immune recognition and responses. En: MucosalVaccines. H Kiyono, PL Ogra, JR McGhee, pp 375–388. Academic Press, San Diego, CA.

Wira C., Rossoll R. (1995): Antigen presenting cells in the female reproductive tract: Influence of estrous cycle on antigen presentation by uterine epithelial and stromal cells. Endocrinology. 136:4526–4534.

Woolums A., Peter A. (1994): Cystic Ovarian Condition in Cattle. Part II. Pathogenesis and treatment. Compendium on continuing. Education for the practicing Veterinarian. 16(9): 1247-1250.

Glosario de algunos términos utilizados

Aborto: Expulsión antes del término completo de un concepto que es incapaz de llevar una vida independiente.

Anestro: Ausencia de funcionalidad ovárica. El animal no presenta celos.

Apareamiento: Acto de relación sexual. A falta de observación visual, el término se une.

Condición corporal: Método de evaluación del grado de gordura y condición del animal en función de la Medición o estimación del espesor de la grasa dorsal.

Estación de monta: Período de máxima actividad reproductiva en animales no preñados.

Feromona: Sustancia odorífera emitida por un animal que actúa como señal para otro de la misma especie.

Folículo: Estructura ovárica llena de líquido que contiene el ovocito.

Intersexualidad: Presencia de tejido gonadal de ambos sexos en un mismo individuo. Hermafroditismo.

Intervalo interpartal: Intervalo entre partos sucesivos en bovinos.

Monta dirigida: Apareamiento controlado por el hombre que generalmente se realiza después de la agrupación del estro.

Mortalidad embrionaria: Muerte o pérdida del producto concebido durante el período comprendido entre la concepción y la finalización de la diferenciación.

Libido: Impulso sexual, especialmente de los machos.

Placenta retenida: Retención de membranas fetales después del parto >24 horas en bovinos.

Reflejo de tolerancia: Reacción de inmovilidad de una hembra en celo cuando es montada por el toro u otra vaca.

Repetición de servicio: Estado de subfertilidad temporal de las vacas motivado por diferentes causas.

Tasa de no retorno: Porcentaje de animales que no regresaron después del servicio o la IA en un período definido después del servicio o la IA.

Tasa de concepción: Número de animales preñados, expresado como porcentaje del número total apareados o inseminados.

Técnicas de inmunización: Modificación de las funciones reproductivas mediante estimulación de anticuerpos contra hormonas endógenas mediante vacunación.

Toro celador: Toros con pene desviado o vasectomizados utilizados generalmente para estimular la actividad ovárica a las hembras, o para facilitar la detección del celo.

Vaca repetidora: Vaca, sin anomalías clínicas aparentes, que no concibió después de al menos tres apareamientos o IA sucesivos.

Vasectomía: Sección quirúrgica de los túbulos deferentes de los testículos dando como resultado esterilidad sin afectar la libido.

Reseña biográfica

El autor de esta obra es Profesor Titular, Experto en reproducción bovina. Exjefe de la Disciplina Reproducción Animal y Genética durante 50 años en la Universidad Central de L.V. y José Martí en Sancti Spiritus, Cuba. Dirigió más de 30 Tesis de Diploma; 15 Tesis de Especialización y dos PhD en Ciencias Veterinarias. Tiene publicados 28 artículos en revistas y tres libros científicos.

www.ingramcontent.com/pod-product-compliance
Lightning Source LLC
Chambersburg PA
CBHW071828210526
45479CB00001B/37